瑜伽

从新手到高手

焦开开 主编

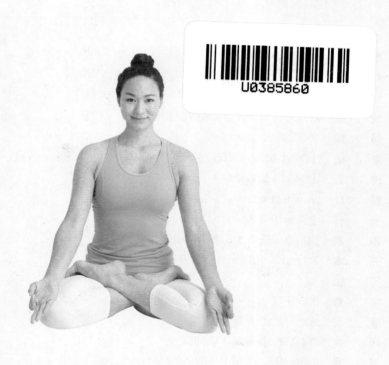

黑龙江科学技术出版社
HEILONGJIANG SCIENCE AND TECHNOLOGY PRESS

图书在版编目（CIP）数据

瑜伽从新手到高手 / 焦开开主编 . -- 哈尔滨 ：黑
龙江科学技术出版社，2020.10
ISBN 978-7-5719-0729-7

Ⅰ . ①瑜… Ⅱ . ①焦… Ⅲ . ①瑜伽—基本知识 Ⅳ .
① R161.1

中国版本图书馆 CIP 数据核字（2020）第 184427 号

瑜伽从新手到高手
YUJIA CONG XINSHOU DAO GAOSHOU

主 编	焦开开	
责任编辑	赵 萍	
封面设计	李 荣	
出 版	黑龙江科学技术出版社	
地 址	哈尔滨市南岗区公安街 70-2 号	
邮 编	150007	
电 话	（0451）53642106	
传 真	（0451）53642143	
网 址	www.lkcbs.cn	
发 行	全国新华书店	
印 刷	德富泰（唐山）印务有限公司	
开 本	710mm×1000mm 1 /16	
印 张	12	
字 数	300 千字	
版 次	2020 年 10 月第 1 版	
印 次	2020 年 10 月第 1 次印刷	
书 号	ISBN 978-7-5719-0729-7	
定 价	36.00 元	

本社常年法律顾问：黑龙江承成律师事务所 张春雨 曹珩

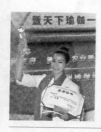

2016 年4月，

首届凤冈锌硒茶杯
瑜伽大赛女单冠军

2016 年4月，

首届凤冈锌硒茶杯
瑜伽大赛女单冠军证书

2016 年5月，

首届全国健身瑜伽
公开赛（宿迁站）女单冠军

2016 年5月，

获得全国健身瑜伽公开赛女
单冠军后，接受中央五台的
采访

2016 年8月，

全国健身瑜伽公开赛（深圳宝
安站）女单冠军、女双冠军

2016 年9月，

纤静杯·2016瑜伽运动大会
暨第十届瑜伽丽人大赛冠军
证书

焦开开

获奖 时刻

2016 年9月，

纤静杯·2016瑜伽运动大会
冠军足金金牌

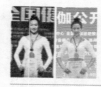

2016 年12月，

全国健身瑜伽总决赛（池州站）
女单冠军、混双冠军

2017 年1月，

成为"优卡莲形象
大使"

2017 年6月，

第三届国际瑜伽交流大会暨中
国"金城生物杯"瑜伽大赛
冠军

2017 年6月，

第六届国际瑜伽锦标赛冠军

从初学到精进
的转化之间

矫林江 /
国际顶级瑜伽大师
中国瑜伽行业联盟 · 秘书长

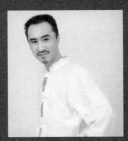

十五年前，有人问我"瑜伽是一条什么样的鱼"这样的问题。

十五年后，瑜伽已成为中国最流行的运动之一，从明星精英，到普通民众，无不知晓。《中国瑜伽业发展报告》中指出，中国瑜伽练习人数已超过三千万，从业人员至少三十万。原来，从零到庞大，只是弹指之间，想起十多年前瑜伽发展的难度，恍如隔世。

瑜伽为何能在短时间之内风行？

高度发展的物质文明往往带来很多的精神压力，我们承受工作的高压，肩负社会的责任，扛着艰辛蹒跚前行，可我们却忘记了自己想要的，自己内心最渴求的——宁静。

瑜伽是一种生活方式，是我们从身体回归生命，以生命观察心灵，用心灵审视命运的起点到终点的最佳途径。

瑜伽与太极一样，都追求天人合一的自然状态，只有身、心、灵和谐连接，生命才会富足，绽放出光芒。

常有人问我：瑜伽多久可以学会？

我笑答：二十天，二十年，或者三生三世。

确实，从身体层面，瑜伽的体位练习不难，从初学到精进，只要用心，一百多个体位，封闭教学，月余即可。

难的是坚持用心，通过身体找到生命的奥义，这个或许需要二十年，或许需要三生三世。

焦开开的瑜伽，恰如水中绽放的睡莲，悄然打开清新脱俗的花瓣，在湖光山色中，傲然立世。

瑜伽的练习永远没有结束，铺开一方垫子，就是健康、正向的天堂，而智性就在身体的上方。

转化与蜕变，在呼吸之间，在身体与心灵之间……

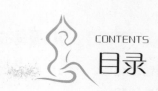

CONTENTS
目录

▶ PART 03　初级体式，打开身体柔韧性 / 045

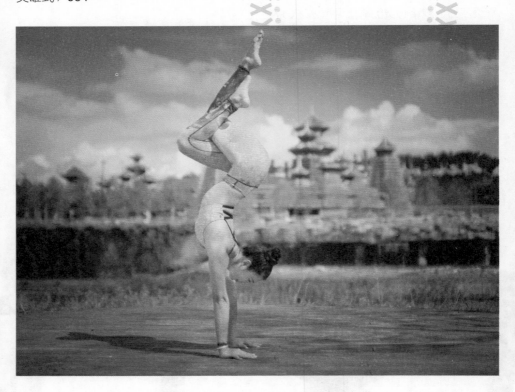

▶ PART 04　中级体式，感知瑜伽的独特魅力 / 099

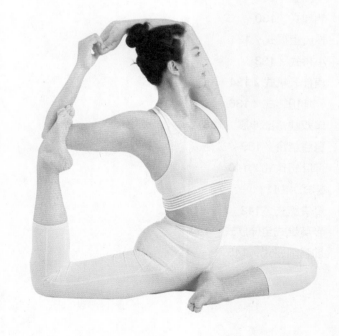

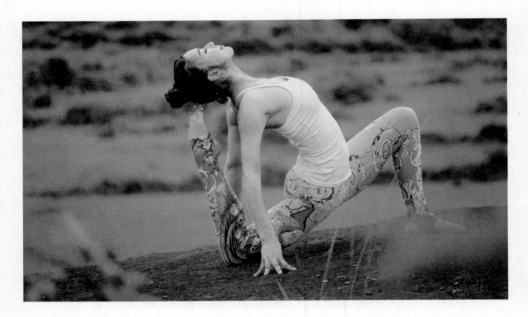

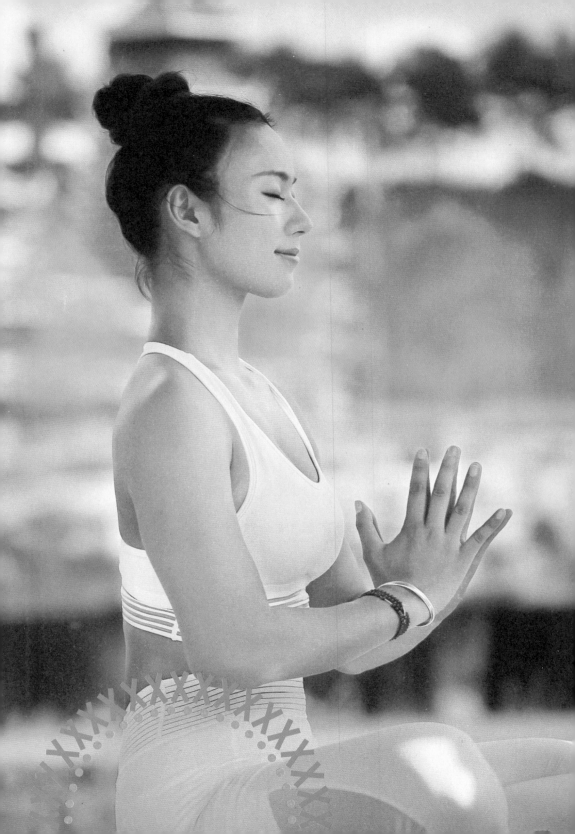

01

瑜伽入门必修课

瑜伽是起源于古印度，根植于古老的印度河文明，它融合了古人智慧，是东方最古老的强身术之一。作为一种古老且易于掌握的运动方式，它不仅能让人修炼身心，还有瘦身塑形、排毒养颜的功效，因而受到越来越多人的青睐，练习瑜伽也逐渐成为一种时尚。

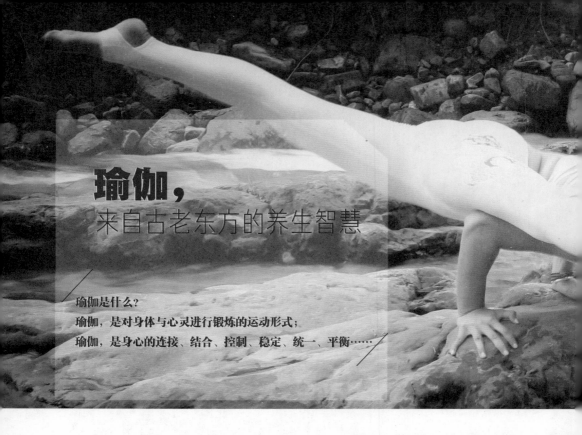

瑜伽，
来自古老东方的养生智慧

瑜伽是什么？
瑜伽，是对身体与心灵进行锻炼的运动形式；
瑜伽，是身心的连接、结合、控制、稳定、统一、平衡……

　　瑜伽，即印度梵语"YUG"或"YUJ"，意为"结合"，即自我原始动因的一致，提倡人体自身与周围环境的和谐统一，使心灵、肉体和精神结合到最和谐的状态。瑜伽起源于古印度，距今有五千多年的历史，被人们称为"世界的瑰宝"。当时的瑜伽修行者在大自然中修炼身心时，无意中发现各种动物与植物天生具有治疗、催眠、让人放松或保持清醒的作用，以及让人自然痊愈的神奇功能。于是古印度瑜伽修行者通过观察、模仿并亲自体验动物的姿势，创立出一系列有益身心的锻炼方法，也就是体位法。

　　在没有文字记载的远古时代，瑜伽是以言传身教的形式传承下来的。伟大的瑜伽宗师们出于慈爱和怜悯之心，不求回报地把瑜伽的技法和步骤传给世人，使人们能通过修炼瑜伽那永恒不变的智慧，达到健康与快乐的最高层面。

　　关于瑜伽的记载最早出现在《吠陀经》的印度经文中。大约在公元前300年时，瑜伽之祖钵颠阇利在《瑜伽经》中阐明了使身体健康、精神充实的修炼课程，这门课程被其系统化和规范化，构成当代瑜伽修炼的基础。钵颠阇利提出的哲学原理被公认为是通往瑜伽精神境界的里程碑。

　　瑜伽作为一门综合了生理、心理、精神和哲学以及健身术的悠久的修身养性方

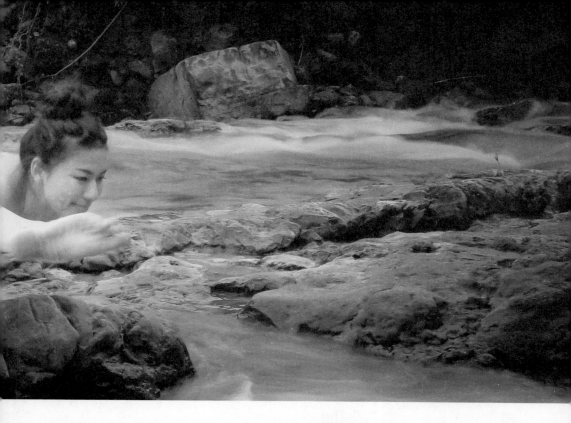

式，一直在印度文化中扮演着重要的角色，后来也对其他国家的文化产生了深远影响。人们通过瑜伽的练习帮助自己达到与自然的和谐与统一，通过身体与呼吸的调节、大脑与情绪的控制，获得身体和心灵的健康。

近年来在世界各地兴起和形成热潮的瑜伽，并非只是一套流行或时髦的健身运动这么简单。其实瑜伽是一种非常古老的能量修炼方法，集哲学、科学和艺术于一身。据说，瑜伽原来有840万种不同的姿势，代表了840万个化身。要想从生死轮回中求得解脱，每个人都必须修炼这些姿势。这些姿势代表着人类从最简单的生物到如今的智人这整个的渐变过程。几个世纪之后，瑜伽信奉者们对这些姿势做了调整，减少了数量，以致现在所知仅几百种姿势，且在这些姿势中，只有84种有详细的说明。

瑜伽的体位练习要求配合呼吸的韵律，围绕脊柱伸展身体完成各种姿势。方法上强调"动静结合"，练习过程中能把人的神、形、气（精神、形体、气息）能动地结合起来，外练筋、骨、皮，内养精、气、神。瑜伽体位练习使脑细胞的活力得到调整、改善和提高，有利于大脑控制、掌握各脏器的功能，尤其是调整内分泌系统的功能，其瘦身效果明显而持久。当今时代，瑜伽正在向全世界传播，它的知识正在成为每个人的财富。练习瑜伽，不仅是一种生活方式，更是一种生活态度。

瑜伽体系的分类

　　瑜伽，经过几千年的发展和演变，加上传统的瑜伽教授方法是口头而非书面，它的博大精深导致了其在传授过程中的不确定性，因此瑜伽产生了很多分类。但是不同派系的瑜伽并不是截然对立的，只是在教授的方法、重点和练习上有所差异。它们最终的方向和目的是一致的——达到"身心合一"的境界，让我们更深入地了解宇宙和生命，感恩生活，感悟生命所带来的生生不息的活力。

王瑜伽

　　王瑜伽又称"八支分法瑜伽"，梵文是国王的意思，所以王瑜伽的意思，就是所有瑜伽中最高级、最机密的瑜伽。王瑜伽分姿势锻炼、调息、冥想等八个步骤，主张对心理活动进行控制和修炼，从而实现解脱。智瑜伽侧重智慧，业瑜伽侧重如法的行为，信瑜伽侧重虔诚的信仰，只有王瑜伽注重对内在精神活动和深层思想的控制。因此它被认为是所有瑜伽中最稳妥、最有效和最具有彻底性的一种瑜伽体系。

智瑜伽

　　智瑜伽在梵文中是智慧、知识的意思。这种智慧不是普通的智慧，而是指能够觉悟、发现宇宙神秘本质的最高智慧。智瑜伽是指通过学习关于世界本源的知识，并在这种知识的引导下用各种方法来深入感知大自然最本质的奥秘，探索个体与整体中短促与永恒的关系，了解自我与原始动因的一致与结合。

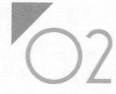

业瑜伽

03

业瑜伽又称"行动瑜伽"，"业"是行为的意思。印度哲学认为人的行为会引发一种看不见、摸不着的神秘东西。这种东西会按照人的行为的善恶性质带来相应的结果，这种东西就称为业。业瑜伽认为行为是生命的第一表现，它倡导将精力集中于内心世界，通过内心世界的活动，引导更加完善的行为。

哈他瑜伽

04

哈他瑜伽是所有瑜伽体系中最实用的一个体系，"ha"指太阳，"tha"指月亮，"hatha"代表男与女、日与夜、正与负、阴与阳、冷与热以及其他任何相辅相成的两个对立面的平衡。它认为人类的身体就是一个小宇宙，强调控制身体之道，主旨在于追求美与健康。哈他瑜伽包括一系列的练习，通过身体的姿势、呼吸和放松的技巧，达到训练的目的，这些技巧对于神经系统、各种腺体和内脏都大有益处。

热瑜伽

05

热瑜伽是由瑜伽大师Bikram Choudhury在哈他瑜伽的基础上创立的，是指在室内38～42℃的条件下，在90分钟内进行的一套共有26种体式的练习方法。其原理是通过高温的环境提高身体的温度，加速排汗，从而促进血液循环及排出毒素，增强肌肉弹性。

由于热瑜伽的26个基本动作是根据人体肌肉、韧带及肌腱的特点科学地安排出牵拉加热的顺序，每一个体位都是为下一个体位做准备，所以练习中顺序不可以打乱，否则会影响整节课的锻炼效果。

流瑜伽

'06

流瑜伽是由阿师汤加瑜伽发展而来，是哈他瑜伽练习风格中的一种。它的体位基础也来自于哈他瑜伽的体位动作。它吸收众多瑜伽流派的不同元素，自成一体，以舞蹈般流畅的动作结合强有力的呼吸来强健身体。它的注重点在力量和柔韧性方面，它能通过呼吸和冥想达到精神的最终释放。练习流瑜伽要求精神集中、动作准确且连贯流畅。

力量瑜伽

'07

力量瑜伽又称"动感瑜伽"，很受欧美人的欢迎。力量瑜伽把体位法与深度呼吸法结合在一起，连接有针对性的瑜伽运动，强调力量与柔韧性的有机结合。力量瑜伽的瘦身塑形效果很好，尤其能有效地塑造手臂、腰部和臀部的线条，能让练习者拥有性感的身材，同时还能增强心肺循环功能，促进新陈代谢。

艾扬格瑜伽

08

　　艾扬格瑜伽是以印度瑜伽大师B.K.S.艾扬格的名字命名的瑜伽体系，对现今的瑜伽界有着很重要的影响，以精确的体位调整和使用瑜伽辅助工具而闻名。它注重身体每部分在姿势中的精确位置，并以此作为对能量的控制和进入冥想的手段。其速度较慢，因此适合包括初学者在内的大部分练习者。

　　在现代社会紧张的生活节奏下，瑜伽作为一种日益流行的健身方法，能够使练习者保持健美的身体，拥有平和的心态和优雅的气质，因而备受人们的欢迎。

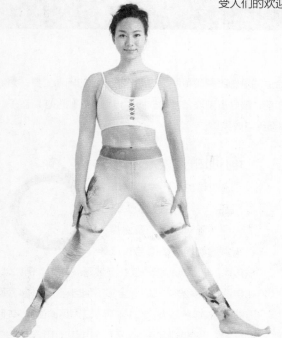

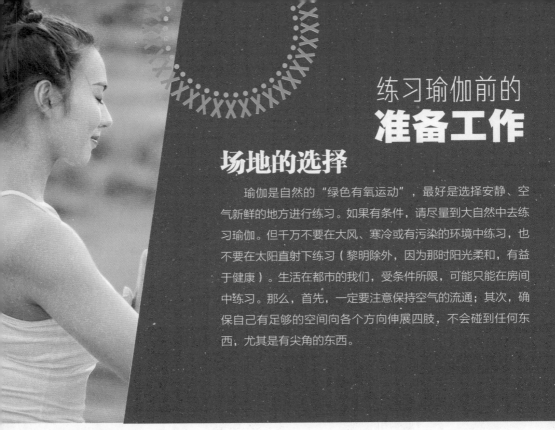

练习瑜伽前的
准备工作

场地的选择

瑜伽是自然的"绿色有氧运动"，最好是选择安静、空气新鲜的地方进行练习。如果有条件，请尽量到大自然中去练习瑜伽。但千万不要在大风、寒冷或有污染的环境中练习，也不要在太阳直射下练习（黎明除外，因为那时阳光柔和，有益于健康）。生活在都市的我们，受条件所限，可能只能在房间中练习。那么，首先，一定要注意保持空气的流通；其次，确保自己有足够的空间向各个方向伸展四肢，不会碰到任何东西，尤其是有尖角的东西。

需准备的工具

进行瑜伽练习前，你要为自己选择合适的瑜伽服装和帮助你将动作做到位的辅助工具，为自己创造更好的瑜伽锻炼氛围。练习瑜伽前，最好提前准备好瑜伽服、瑜伽垫、瑜伽球、音乐等，它们能帮助你快速进入练习状态，增强练习效果。

▶ 瑜伽垫

瑜伽垫有很好的稳定性，练习者可以防止在练习时滑倒，还能在练习时保护关节。瑜伽垫的选择要具有针对性，一般初学者可选用厚一点的，熟练者则可选用薄一点的。

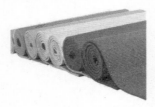

▶ 瑜伽绳

瑜伽绳也是一种辅助练习用品，一般由纯棉纱织成，两头配有塑料扣及金属封头。瑜伽绳有防滑与长度伸缩功能，能帮助你做一些拉筋或延展动作。例如，初学者在做某些体式时完全够不到自己的脚，必须弯曲膝盖才能够到，这时你就可以采用瑜伽绳来辅助练习。没有瑜伽绳的情况下，也可以用长毛巾来代替。

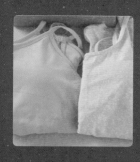

▶ 瑜伽服

瑜伽运动很注重身体的柔韧性，练习时最好穿上专门的瑜伽服，选择富有弹性、手感柔软顺滑的面料，会让你在瑜伽练习时身心更放松。在没有瑜伽服的情况下，要尽量选择舒适、轻柔、宽松、干净的衣服，衣服一定要吸汗、透气，且松紧适度、便于活动。练习时严禁穿紧身衣服，以免使呼吸和循环系统受到限制。此外，练习过程中尽量不要佩戴饰物，在不太冷的情况下赤足会达到更好的练习效果。

▶ 瑜伽砖

瑜伽砖也是为柔韧性差的练习者提供的一种辅助工具，瑜伽砖可以帮助练习者支撑身体，完成练习。例如，在进行三角式练习时，在侧腰下弯幅度不够时，可利用瑜伽砖辅助完成动作的练习。如果没有瑜伽砖，也可以用书本来代替。

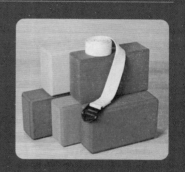

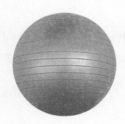

▶ 瑜伽球

瑜伽球是一种配合瑜伽运动的球类运动工具。利用瑜伽球进行瑜伽练习时可以做很多伸展身体的动作，不但能避免肌肉酸痛，还有按摩作用。

▶ 毛毯、水杯、音乐等

除了以上用具外，进行瑜伽练习时常用到的还有毛毯、水杯、音乐等，可以根据自己的需要进行选择。

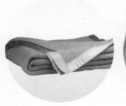
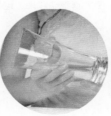
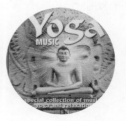

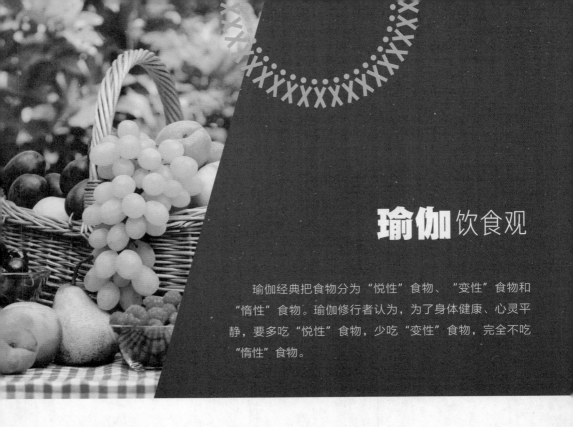

瑜伽饮食观

瑜伽经典把食物分为"悦性"食物、"变性"食物和"惰性"食物。瑜伽修行者认为，为了身体健康、心灵平静，要多吃"悦性"食物，少吃"变性"食物，完全不吃"惰性"食物。

"悦性"食物

"悦性"食物食用后极易消化，在体内不易堆积尿酸和毒素，这些食物被瑜伽经典认为可以使人身心轻松、纯净，心灵处于平和与稳定当中。这一类食物包括水果、大部分蔬菜、牛奶及乳类制品、坚果、五谷、豆类食品及适度的绿茶。

"变性"食物

"变性"食物指味道过于浓烈的食物，过分辣、苦、酸、咸、干的食物都属于瑜伽经典所认为的"变性"食物，这类食物虽然也能为机体提供能量，但在提供能量的同时会刺激身心。"悦性"食物如果添加了味道较重的调味品，也会成为"变性"食物。如果摄入过多的"变性"食物，将刺激内分泌和神经系统，使大脑激动起来，这与瑜伽追求的平静、知足状态背道而驰。

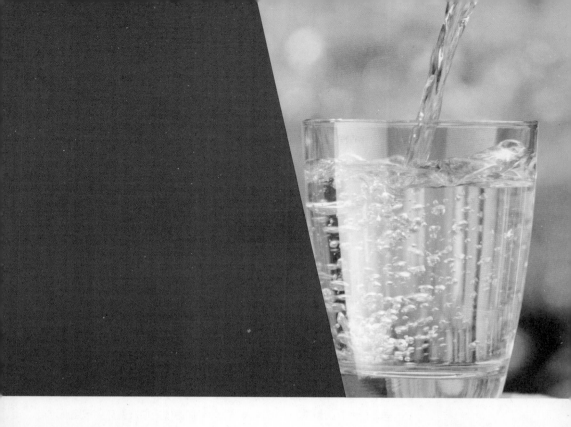

"惰性"食物

　　"惰性"食物包括所有肉类、蛋类、烟酒，各种油炸、烧烤类食物，罐头、冷冻、经过加工或含防腐剂的食品。新鲜食物长期放置之后，如果腐败变质，也就成了"惰性"食物，这类食物使人嗜睡、昏沉、不安、倦怠而缺乏生命力和开创力，扰乱身心安宁。

以上分类是比较严格的，分类的理由如下：

　　（1）屠宰后的动物，无论人们怎么处理，都无法彻底去除无数微生物产生的有害毒素。

　　（2）吃肉过多容易引起癌症、高血压和心脏病等。

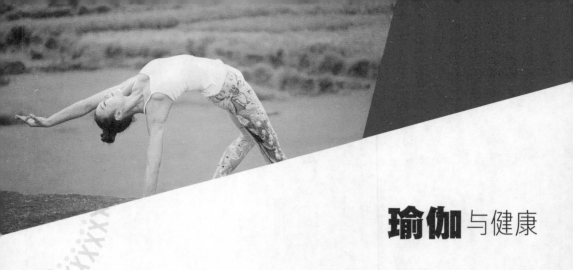

瑜伽与健康

瑜伽作为一种非常古老且安全的运动方式，事实上并非只是一套流行的健身运动这么简单。现代人吸取其有益精华，所发现的好处可谓不胜枚举。

01 减肥瘦身

瑜伽体位练习是一种静力运动，它虽然不像跑步、搏击操等运动那样直接消耗大量脂肪，但是练习瑜伽能加速体内血液循环，把脂肪燃烧速度提高20%，从而达到瘦身减肥的功效。这样练习瑜伽也就不会像高强度的运动那样，损耗人的大量体力，使人产生疲劳甚至虚脱的感觉，反而会让人感到全身微微发热，身心都得到放松，让人越练越想练，也有益于保持瘦身效果。

02 矫正脊柱

瑜伽中的很多体位法，如脊椎扭转式、三角式、鱼式等都是围绕脊椎进行的伸展和扭动练习。这些练习可以有效增加对背部和脊柱神经的血液供应，滋养脊椎神经，加强脊柱的功能。同时，扭转脊柱、刺激脊柱周围的肌肉和穴位，还可有效提高脊柱的柔软性和韧性，强壮骨骼。

排毒养颜

03

　　练习瑜伽呼吸法，可有效调理人体脾、肝、肺、胰等脏器的功能，使各个腺体紧密运转，改善内循环和代谢系统，清除体内毒素及杂质，改善内分泌功能，使肌肤更白嫩、细致、有光泽，更显年轻。练习瑜伽体位法，可有效促进全身气血循环，滋养面部皮肤，从而达到改善肤色、紧致肌肤、预防过敏等功效。

改善情绪

04

　　在练习瑜伽冥想法的过程中，人体会进入全身放松的状态，这样人的心跳速率和呼吸节奏都会明显减慢，机体的代谢速度随之减慢，大脑与组织器官也随之进入休息状态，耗氧量降到最低的水平，脑中枢会感到平静、调和，人的心情也变得宁静、舒适。瑜伽冥想法通过对精神的修炼，还能加强个人对自己思想和行为的控制力，提高注意力，增强记忆力，提升心理承受能力，从而让人更具自信与乐观。

防治疾病

05

　　长期练习瑜伽能起到强身健体的作用，增强身体力量和肌体弹性，同时也能够增强抵抗力，从而预防和治疗各种相关疾病，如背痛、肩痛、颈痛、头痛、关节痛、失眠、消化系统紊乱、痛经、脱发等。

消除水肿型肥胖

06

　　瑜伽体位法能挤压、按摩内脏，使人体的五脏六腑和谐运作。当肠胃消化功能、肝肾排毒功能都正常时，体内就不会累积毒素和多余水分，"水肿型肥胖"就与你无缘。人体的新陈代谢正常了，体内的热量能有效地消耗掉，就不会转化成脂肪、堆积成赘肉了。因此，瑜伽能让你彻底改变易胖体质。

唤醒自己的
瑜伽呼吸法

　　"呼吸是瑜伽的灵魂"。有人说，瑜伽修行者的生命不是以天数，而是以呼吸的次数来计算的。在瑜伽理论中，瑜伽不仅是一种身体行为，还是一个从宇宙中吸取活力的过程。呼吸在瑜伽里面至关重要，它被认为是连接内在和外在的桥梁，也是身体和自然之间互通的渠道。瑜伽呼吸提倡的是一种深呼吸，一种比你所理解的深呼吸更慢更深入的呼吸。它可以给大脑带来充足的氧气，促进血液循环，增强身体免疫力，均匀而平缓的呼吸还可以安抚不良情绪。

胸式呼吸

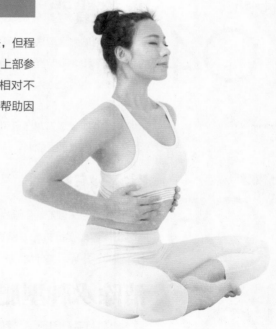

功效：胸式呼吸接近我们日常的呼吸方法，但程度比日常呼吸更深长和专注。用肺部的中上部参加呼吸，感觉胸部、肋骨在起伏，腹部相对不动。胸式呼吸可以稳定情绪，平衡心态，帮助因为呼吸短促而积压下来的废气排出体外。

做法：盘腿坐，脊背挺直，双手置于肋骨处。两鼻孔慢慢吸气，同时双手感觉肋骨向外扩张并向上提升，再缓缓地吐气，体会肋骨下移并向内并拢的感受。

Tips 这种练习非常简单，可随时进行。如果觉得鼻腔吸入气体不顺，可以张开嘴巴帮助呼吸。

腹式呼吸

功效： 腹式呼吸又叫膈呼吸，是肺部的底部在进行呼吸，感觉只有腹部在起伏，胸部相对不动。通过这种方式对吸入气体进行控制，可使膜状肌更为有力，让呼吸的时间和周期变得深长、有规律。一次吸气、呼气和屏气为一个调息周期。做腹式呼吸的同时，腹部肌肉得到伸展，能够增强脏器功能。腹式呼吸还能增强气血循环，消除紧张和不安情绪。

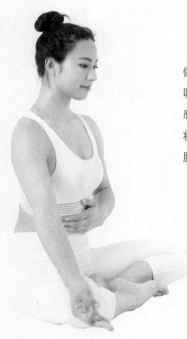

做法： 盘腿坐，把手放在腹部上，两鼻孔慢慢吸气，放松腹部，感觉空气被吸向腹部，手能感觉到腹部越抬越高，实际上这是膈在下降，将空气压入肺部底层。吐气时，慢慢收缩腹部肌肉，膈上升，将空气排出肺部。

> **Tips** 要经常练习才能体会到腹式呼吸带给我们的好处。初学者用仰卧姿势更容易体会到腹部的收缩和扩张。练习时要尽量拉长呼吸的周期，并且保证呼气、吸气的比例是 1:1，中间不能调息（练习 3 个月无调息的瑜伽呼吸之后才可以进行调息练习）。

完全式呼吸

功效：完全式呼吸是瑜伽调息课和相对应收束法的基础。完全式呼吸中练习者的整个肺部都参加呼吸运动，腹部、胸部乃至全身都能感受到起伏。完整的完全式呼吸可以将呼吸空气的量增加3倍，让新鲜的氧气供应给血液，让心脏更强劲，以缓解内脏压力，调理内分泌功能。

> **Tips** 在熟悉了腹式呼吸和胸式呼吸后，才可以练习完全式呼吸，否则容易出现呼吸不顺和胸闷的现象。整个呼吸要保持顺畅、轻柔。当完全式呼吸变成日常的习惯呼吸之后，你会发现身体有了奇妙的变化，变得更加收放自如。

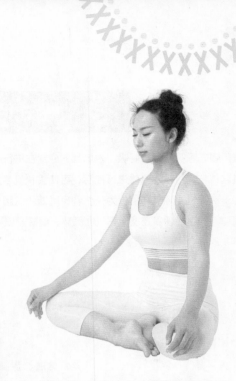

① **做法：**双腿盘坐，手臂放在双膝上。

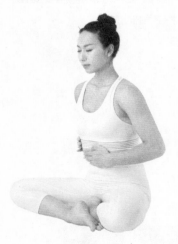

② **做法：**右手放于肋骨上，左手放在腹部上。轻轻吸气，将空气吸入到肺的底部，使腹部隆起。继续吸气，将空气慢慢填满胸腔。

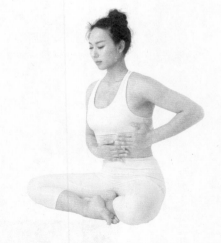

③ **做法：**呼气，按相反的顺序，先放松胸部，然后放松腹部，尽量将气吐尽。最后将腹部向内收紧，并温和地收缩肺部。

舒缓压力，
慰藉心灵的瑜伽调息法

在瑜伽的构成要素中，不管是体位法还是冥想法，都需要呼吸和调息来配合。瑜伽调息主要是指在主观意识的参与下，通过手、舌头、嘴唇、腹腔等身体器官对气息进行控制。瑜伽调息法就是呼吸控制法，控制呼吸就能控制情绪。很多瑜伽修行者认为，通过努力控制呼吸，他们可以成为命运的主宰。

展臂调息

Tips 呼吸和手臂高举、下落的频率保持一致。

展臂调息是指通过手臂和腹式呼吸的配合来稳定身体和心灵，能够非常有效地调整大量运动后紊乱的神经系统，帮助扩展胸部，使肺部能够顺畅呼吸，其是可以在大量的活动之后做的调息练习。

做法：

① 采用瑜伽基本站姿，双手交叉，自然握于胸前。

② 吸气，双臂高举过头，伸直，双手交叉，掌心向上，颈部向后仰。

③ 呼气，双臂向体侧缓缓打开，手臂与地面保持平行，头回正中。

④ 再次吸气，双臂高举过头顶，双臂平行，掌心相对，反复练习4次。

⑤ 最后一次呼气，将双臂落至体侧，指尖应有微微发热的感觉。

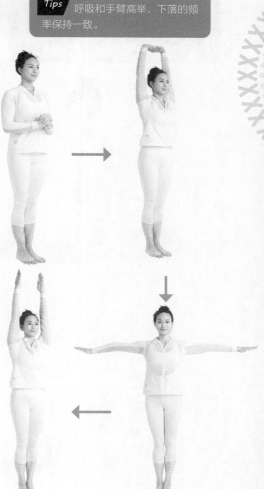

清凉调息

清凉调息是一种用嘴吸气，用鼻子呼气的呼吸方法。当清凉的空气进入体内时，会给整个身体带来清凉感，所以夏天多做，冬天少做。它可放松身体各肌肉群，强化肝脏和脾脏功能，洁净血液，促进生命之气在体内流通。

Tips 最好不要在空气污染或者过冷的环境中练习清凉调息法，用嘴吸入的冷空气可能会对肺部造成伤害。

做法：

① 以舒适的坐姿坐好，背部挺直，下颌微收，双手放在两膝上。

② 张开嘴，将舌尖略伸出唇外，卷成管状。

③ 通过舌尖吸入空气，感觉清凉的空气经过舌尖，沿着气管向下运行；吸满空气后，合上嘴巴，收下巴，抵锁骨，悬息。

④ 悬息4秒钟以上，抬头，通过鼻孔慢慢地呼出气体，共做25~50次。

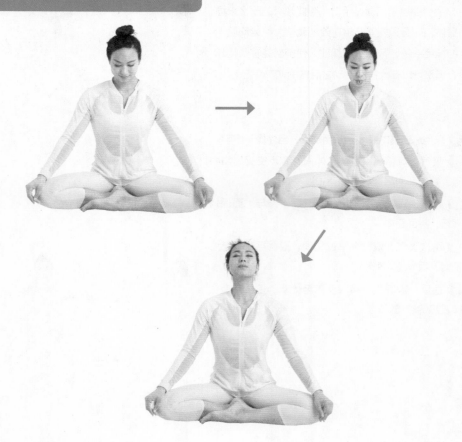

火焰调息

　　火焰调息是一种鼻吸口呼的调息练习。它能帮助排除肺部底层积存的废气，燃烧腹部的脂肪，按摩腹部器官，尤其是肾脏，促进消化和排泄。

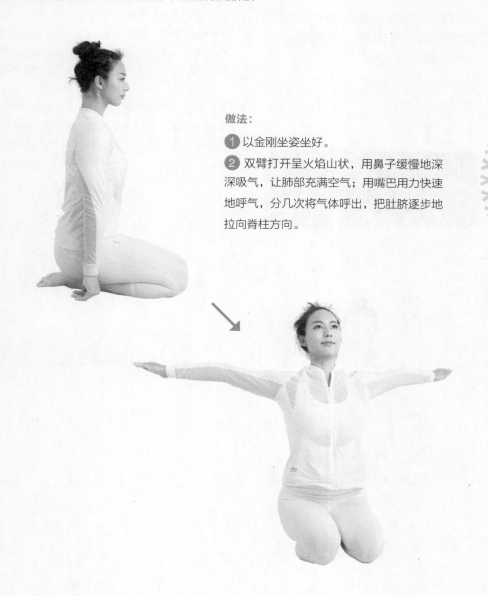

做法：

① 以金刚坐姿坐好。

② 双臂打开呈火焰山状，用鼻子缓慢地深深吸气，让肺部充满空气；用嘴巴用力快速地呼气，分几次将气体呼出，把肚脐逐步地拉向脊柱方向。

圣光调息

圣光调息和风箱调息的练习相似，是一种让人头脑变得清醒的好方式，适合静坐、冥想前的练习。除了具有风箱调息的益处外，它还可以抑制头部血栓的形成，使身体变得活力四射。

做法：

① 选择一种舒适的坐姿，放松身心，双手放在膝盖上，大拇指和食指相扣，掌心朝上。

② 伸出左手，食指、中指放在眉心处，用无名指盖住右鼻孔，用左鼻孔做腹式呼吸；吸气要自然缓慢，呼气要用力吐尽，做10～20次完整呼吸。

③ 最后一次呼气时，尽量呼出肺部的空气，关闭两侧鼻孔，尽量长久地悬息，然后恢复正常呼吸，换右鼻孔练习。建议做2～5个回合。

Tips 在练习过程中如果出现头疼、头晕或者呼吸急促等不良反应，应立即停止练习，恢复正常的呼吸。在练习过程中要保持注意力集中，不能过于用力。

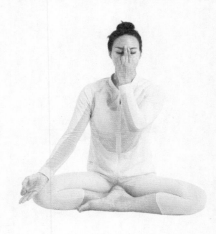

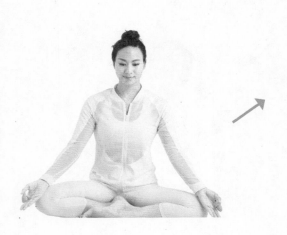

清理经络调息

清理经络调息也叫左右交替呼吸，是每天都可以做的重要调息法。它通过左右鼻孔交替呼吸让冷与热、静与动达到平衡，清理左右经脉，让生命之气畅通地流动。这种调息方法能增加血液中的含氧量，促进血液和淋巴系统的循环，清除血液中的毒素。经常进行练习还可以提高免疫力，预防各种呼吸道疾病。

做法：

❶ 以舒适坐姿坐好，背部伸直，伸出左手，食指和中指放在眉心处，大拇指和无名指抵于鼻翼两侧；大拇指关闭左鼻孔，通过右鼻孔吸气。

❷ 接着关闭右鼻孔，通过左鼻孔呼气，然后再次通过左鼻孔吸气。

❸ 关闭左鼻孔，通过右鼻孔呼气，这是一个回合。换右手再做一个回合。可做25个回合。

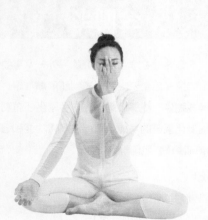

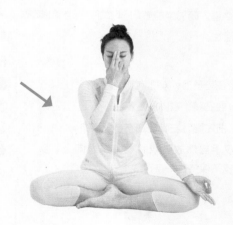

Tips 初次练习时呼与吸的时间要相等，中间避免悬息，呼吸要轻柔。当你感觉到身体疲倦时应结束呼吸练习。患有神经性偏头痛或者大病初愈的人群不适合做调息练习。

基础坐姿和手印，
带你尽情徜徉瑜伽的殿堂

瑜伽坐姿

在《瑜伽经》的学习过程中，第三个步骤就是坐法。它虽然包括了现在的体位法，但主要讲述的还是基本坐姿。《瑜伽经》的作者钵颠阇利认为，瑜伽的坐法和体位的练习都是为了控制感官，最终为进入冥想做准备。由此可见，坐姿是很重要的必修课程。

在进行瑜伽坐姿练习时要求环境安静，不能有噪音，场地要平整，如果配有冥想音乐会更好，能使你的练习时间更久一点。

简易坐	金刚坐

简易坐是初学瑜伽者的首选。因为大部分初学者都四肢僵硬，气血滞塞不通，心神散乱不定，所以采用简易坐这种比较舒适安逸的坐姿最合适。简易坐能够增强髋部、膝盖和脚踝的灵活性。

金刚坐是初学者要掌握的另外一个重要姿势。如果其他坐姿坐久了感到腿麻痛难忍，可以换成跪坐，能够缓解疼痛。金刚坐还有利于增强消化系统的功能，有促进肠胃功能和强健脊椎周围核心肌肉群等功效。

做法：

1 坐在垫子上，双腿向前伸直。

2 弯曲右腿，右脚压在左腿下方。

3 弯曲左腿，左脚压在右小腿下方。

4 双手自然放于双膝上，掌心向上，头、颈、躯干保持在一条直线上。

做法：

1 双膝并拢跪地。

2 臀部坐在双脚脚后跟上。

3 放松肩部，收紧下巴，腰背挺直。

4 双手置于大腿上。

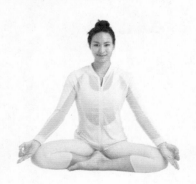

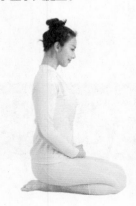

莲花坐

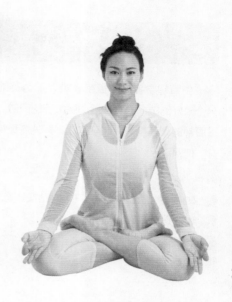

　　莲花坐是瑜伽中最有用的体位法之一，非常适合于做呼吸、调息和冥想练习。它引导生命之气上升，使人的身体稳定而安静。因此，它对患有神经疾病和情绪有问题的人非常有益。另外，它还可以促进全身的血液循环，使双腿变得柔韧。

做法：

❶ 坐正，双腿向前伸直。

❷ 屈起右腿，将右脚放在左大腿上，脚心向上。

❸ 屈起左腿，将左脚放在右大腿上。挺直脊背，收紧下巴，让鼻尖与肚脐保持在一条直线上。

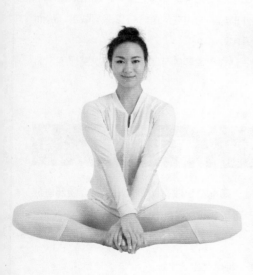

吉祥坐

　　这个坐姿可以很好地活动髋关节，帮助增强胯部的柔韧度。当双膝及大腿完全着地时，对练习瑜伽中的大多数体式都有帮助。

做法：

❶ 坐在垫子上，双腿向前伸直。

❷ 屈双膝收回双腿，双脚掌相对，双手交叉抓住双脚尖，腰部挺直。

❸ 双腿放松，上下弹动膝盖；用双手的力量向下按压双膝，尽量把大腿平放在地上。

英雄坐

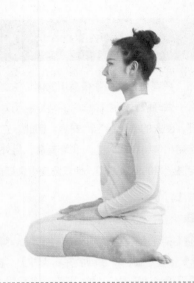

倘若初学者觉得盘坐较难，那么英雄坐便是一个较好的选择。它在活动膝关节的同时，可以促进腹部的血液循环，还可以让脚背外侧更快地拉伸开，使跟腱组织变得柔软。

做法：

① 双膝并拢跪地，双脚分开，紧贴臀外侧。

② 臀部坐在两脚之间的地面上。

③ 脚后跟夹紧臀部，挺直腰背，双手搭放在大腿根部。

瑜伽手印

在瑜伽姿势中，最吸引人的无疑是变化多姿的手印了。瑜伽手印又称为印契，现常指瑜伽学习者在修炼时双手手指所结的各种姿势。这些手印的外形与瑜伽内在的信念有着深层联系，从而构成瑜伽整体的姿势。手印就是瑜伽的另一种表情和语言。

瑜伽常见的手印，每种都有很神奇的效果。选择一种你所需要的手印后，在每次冥想练习时都使用，一段时间后会有很好的功效产生。

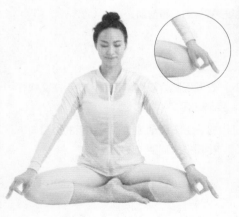

秦手印

功效：此手印配合坐法有助于收敛感官，腕部垂放双膝上，可帮助抑制兴奋的情绪。

做法：

① 选择一种瑜伽坐姿坐好。

② 双手的大拇指和食指相扣，其余三个手指伸直放松，双手垂放于双膝上，掌心朝下。

智慧手印

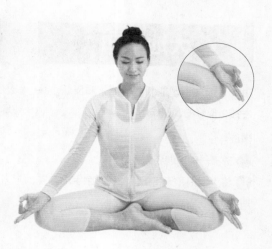

功效： 此手印代表把自身能量和大宇宙的能量融合在一起，可以让人很快进入平静的状态，提升静坐和冥想的质量。

做法：

① 选一种舒适的瑜伽姿势坐好。

② 双手的大拇指与食指相扣，其他三指自然伸展，掌心朝上，自然搭放于双膝上。

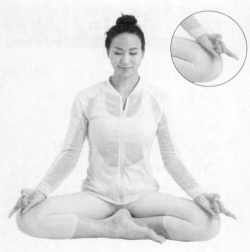

能量手印

功效： 能量手印可以辅助排出体内毒素，消除泌尿系统的病症，帮助肝脏完好运行。长期练习可调整大脑平衡，让人变得有耐心、平和且充满自信。

做法：

① 选择一种瑜伽姿势坐好。

② 双手摊放在双膝上，掌心向上。

③ 将大拇指与无名指、中指交接，其他手指平伸。

大地手印

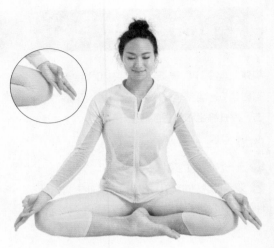

功效： 大地手印能刺激体能，对皮肤、头发都有很好的调理作用。

做法：

① 选择一种瑜伽姿势坐好。

② 将大拇指和无名指接触，其余手指并拢伸直。

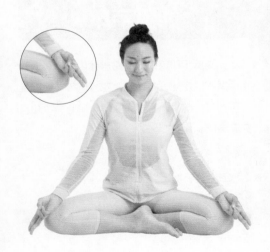

生命手印

功效： 生命手印能够增强活力，消除疲惫和紧张，还能改进视力。

做法：

① 选择一种舒适的瑜伽坐姿坐好。

② 双手摊放在双膝上，掌心向上。

③ 将大拇指与无名指、小指相接触，其余手指自然平伸。

结定手印

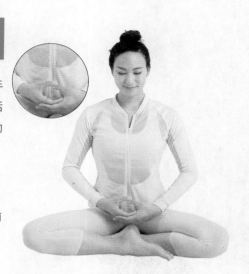

功效： 结定手印也叫禅那手印，是比较古典的手印。我们要做到"定"而后才能"静"，"静"后方能"安"，"安"后才得"虑"。结定手印有助于我们修"定"悟道。

做法：

❶ 选择一种瑜伽姿势坐好。

❷ 双手掌向上相叠，两拇指相接，放于腹部前方、双腿正上方。

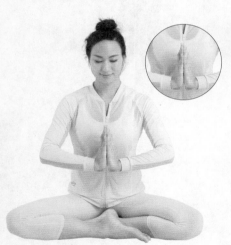

合十手印

功效： 人的身体是右阳左阴，双手合十阴阳相合，手掌心相对，让我们更加全神贯注。

做法：

❶ 选择一种舒适的瑜伽坐姿。

❷ 双手合十，大拇指相扣。

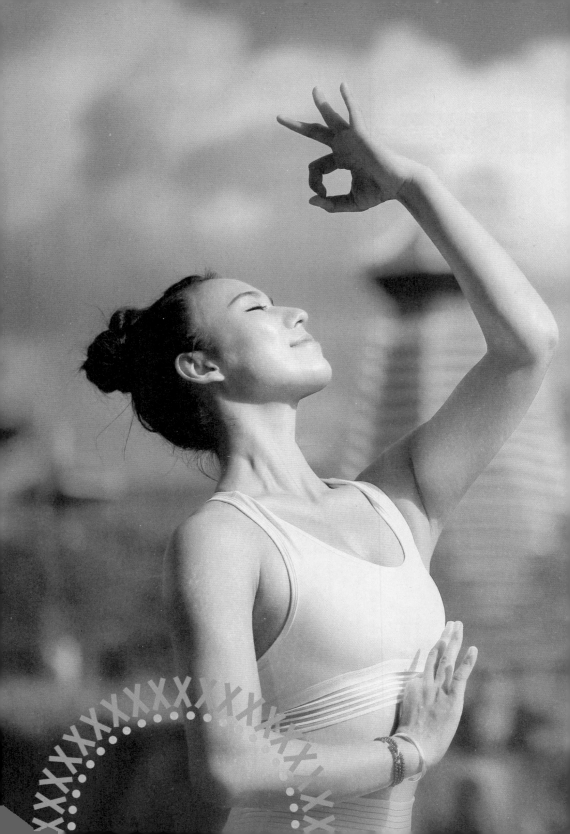

02

初学者，
这样开始练瑜伽

瑜伽具有减肥瘦身、缓解压力和调节内分泌等功效，是一种柔和且伤害率低的运动方式，因而受到众多年轻女性的青睐。开始瑜伽练习是一件让人感到轻松愉快的事情，但这并不意味着瑜伽练习是率性而为的。对于初学者来讲，只有做好充足的准备工作，循序渐进地练习，才能真正体会到瑜伽带来的启发。

了解自己的身体

不是任何身体状况都可以练习瑜伽的，这一点在瑜伽练习之前我们就应该了解清楚。

01 适宜练习的情况

脊柱没有损伤，不存在腰椎间盘突出、骶骨腰椎僵化等问题；

没有严重的骨质疏松或其他骨科类疾病；

不处于手术后 3 个月内或坐月子期间；

无急性传染病等。

02 需要医生或者教练指导的情况

通常情况下，年龄较大或患有某种疾病的练习者在练习瑜伽之前最好先咨询医生，再根据医嘱来决定是否可以开始瑜伽的练习。此外，患有高血压、糖尿病、动脉硬化和严重心脑肾综合征的人不能盲目地练习瑜伽，找一位合格的私人教练来指导会更加安全。另外，孕妇选择练习瑜伽更应该谨慎，可以找专门的教练进行指导。

03 注意身体的需求和感受

练习瑜伽时要始终把注意力集中在身体对动作的感受上，伸展和收缩都要控制在自己可以接受的范围内。如果出现体力不支，应立即暂停练习。此外，要做到始终控制动作，能够清楚地知道身体的某个部位正在做什么。如果不能把握每一个细小的动作，最好不要加快节奏，要遵循循序渐进的原则。其次，在练习时要保证身体的平衡，不能侧重一边，而忽略另一边的练习。

零伤害——
瑜伽的修炼要点

最佳练习时间

　　早晨 5 ~ 8 点是一天中练习瑜伽的最佳时段。清晨练习瑜伽不仅可以增加体内氧气含量，加速体内血液循环，带走体内更多的垃圾，还可以为一天的学习和工作增添活力。另外，傍晚也是练习瑜伽的好时段，练习者可以很好地舒展身体，释放一天的紧张和压力，消除疲劳。

　　瑜伽练习时应该选择空腹，练习时间的长短要依据个人的体力而定。一般来说，刚开始练习时，时间可以稍短一些，以后再逐渐延长。此外，不同时间段内瑜伽练习的内容也不同，一般早晨多练习体位法，中午和晚上以冥想为主。

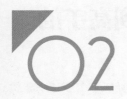

练习前后的清洁沐浴

　　在练习瑜伽前，应该先排空膀胱、清空肠道。如果在练习前没有清空膀胱，那么从头倒立式或者肩倒立式开始练习效果会更好，这些体位法有助于膀胱活动。在没有排空膀胱前，切记不要练习高难度的瑜伽体位。

　　在练习瑜伽前洗个澡会使自己的精神更加饱满。练习完瑜伽不能马上洗澡，因为刚运动完毛孔会扩张，身体会变得非常敏感，洗澡会给皮肤带来强烈的刺激。最好是在练习完 15 ~ 30 分钟再沐浴。

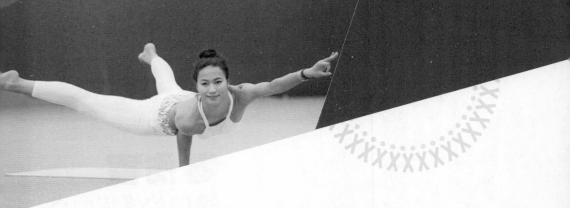

03 瑜伽安全须知

初学者在练习前要了解清楚体位法的练习步骤、动作要点和注意事项。在开始练习一个新姿势时，要谨慎，不能用力过猛。

练习时注意力要集中，要把精力放在正在练习的动作上，否则很容易受伤。

此外，在进行瑜伽练习之前，一定要做好热身运动，我们要爱惜自己的身体，学会倾听身体的声音，不要认为产生疼痛感才能达到练习效果，相反，这样只会造成身体的拉伤。

如果患有某种慢性疾病，或身体的某个部位有伤，或者处在特殊生理期，在练习之前要更加谨慎，一定要向医生或者专业的瑜伽教练咨询。

04 循序渐进，从零基础到高手的三个阶段

初学者宜从身体所能接受的最基础的体位开始练习，随着身体素质的提高再逐渐提高练习强度。由易到难、从简至繁的原则是瑜伽练习的安全方针，也是达到瑜伽练习效果的保障。遵循循序渐进的原则会让身体渐渐适应运动，这样做的好处是不但可以避免运动损伤，还可以取得更好的练习效果。

"瑜伽是一个长达一生的旅程"，作为初学者，应该遵循瑜伽的练习原则，从最简单的体位开始，找回健康与美丽。随着体位练习的深入，可以尝试着加入呼吸、收束等练习，这个时候还可以学习更多的瑜伽理论，把生活状态和情绪把握在自己的手里。等到达更深的境界后，还可以加入一些瑜伽冥想练习，看一些瑜伽经典书籍。你会发现，周围的环境会变得融洽和谐，自己的身心也会在瑜伽中得到净化。

让关节更灵活——
基础热身

瑜伽练习前的基础热身运动能够舒筋活骨，迅速打开身体各个关节，还能加快气血循环，提高新陈代谢。通过基础热身运动，身体会变得柔软、有弹性，不仅能让全身充满能量，还能降低瑜伽练习过程中肌肉拉伤的概率。

头部热身

做法：

① 取坐位。低头，感觉颈部肌肉受到拉伸，尽可能让下巴向前胸靠近。

② 将头从右侧开始顺时针转动一圈，回到低头的位置。

③ 抬头，调整呼吸。仰头向后，感觉下颌肌肉受到拉伸。将头从左侧开始逆时针转动一圈。头部回到正中，调整呼吸。

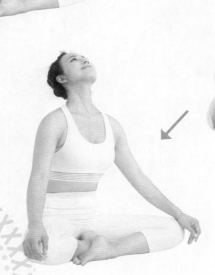

颈部热身

做法：

① 取坐位。双手叉腰，挺直腰背。

② 头轻轻前弯、后仰、靠左、靠右转动。然后由前→左→后→右方向绕转4圈，再由前→右→后→左方向绕转4圈（转动时肩颈自然放轻松）。

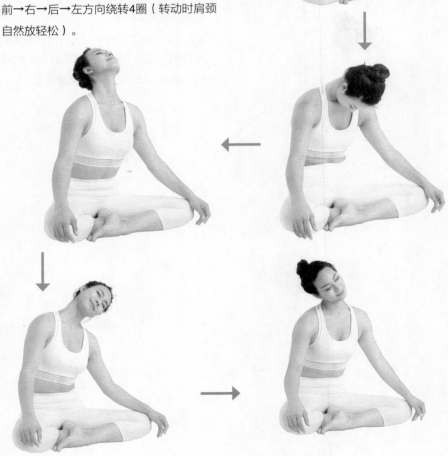

肩部热身

做法：

① 挺直站立，双腿并拢，双手自然垂放。

② 左手轻松搭于左肩上，由前往后转4圈，再由后往前转4圈。

③ 左手自然垂放，换右手轻松搭于右肩上，由前往后转4圈，再由后往前转4圈。

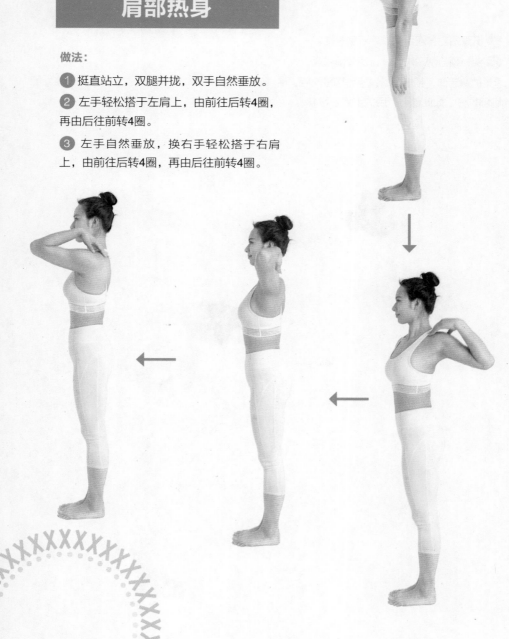

胸背热身

做法：

① 挺直站立，双手叉腰，双腿并拢。

② 头、颈与两肩向前缩，使背部弓紧。

③ 扩胸后仰，颈部放松，手肘尽量向后，使胸部扩开。如此前缩、后扩重复练习4次。

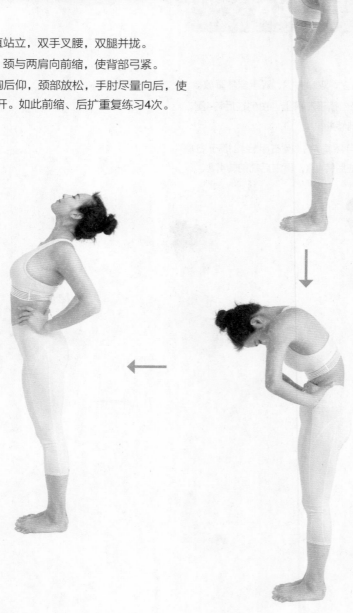

转臀热身

做法：

❶ 挺直站立，双手叉腰，双脚打开与肩同宽。

❷ 臀部由右向左慢慢绕转4圈（膝盖伸直），再由左向右慢慢绕转4圈。

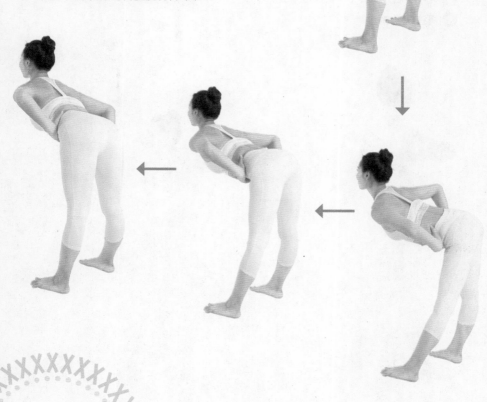

扭转热身

做法：

1 挺直站立，双脚打开与肩同宽，双手于胸前各自紧握，手肘张开与胸同高。

2 先往左后方扭转（腰背保持平直）。

3 再往右后方扭转。

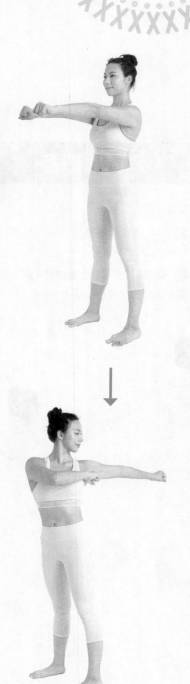

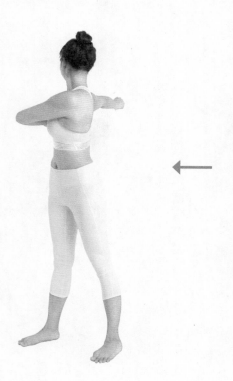

休息充分，能量充盈——
瑜伽放松术

　　瑜伽放松要求的是身体、意识和心灵的整体放松，而不仅仅指身体上的静止不动。在瑜伽中，放松练习不仅能消除肌肉紧张，还能使身体吸收和整合不同姿势所释放的能量，让你在每一个瑜伽姿势中受益。瑜伽放松也是瑜伽修炼中的重要环节，只有经过训练，才能够在需要放松时快速进入状态，使身心更快地恢复活力。

僵蚕式

　　僵蚕式是最常见的放松姿势，有时也被称作"僵尸式"。这意味着，在练习时要像熟睡一样保持身体的静止，不能有任何运动。与此同时，精神保持不完全的静止。所谓的不完全静止是指知觉还有意识，可以放松，并让身体和精神得到深层次的过滤。

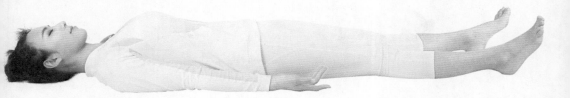

做法：

❶ 完全平躺在地板或者垫子上，头摆正，后脑勺触地，双脚分开与肩同宽，双手臂与身体分开约45°，掌心向上。

❷ 闭上双眼，两脚稍分开。

❸ 全身完全放松，缓慢而深长地呼吸。

鱼戏式

　　鱼戏式是一种很好的放松姿势，经常练习可以有效地治疗失眠，缓解过度紧张。这个姿势能使腹部得到温和的按摩，促进消化，有助于缓解消化不良和便秘，还能放松双腿的神经，消除坐骨神经痛。

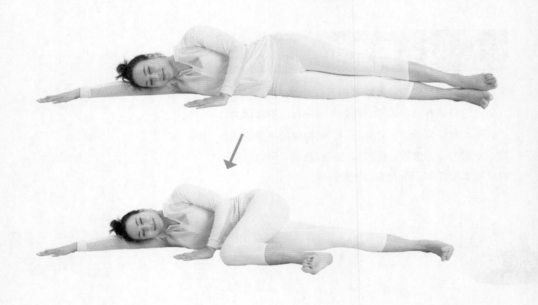

做法：

❶ 身体向右侧侧卧，右臂伸直，将头枕在右大臂上，左手自然放于体侧或体前。

❷ 弯曲左腿，使左大腿与右腿垂直，左脚放于身体前地面上。

❸ 全身放松，自然而均匀地呼吸。

大拜式

大拜式能够放松和调理神经系统，舒展腰部和背部的肌肉群，放松肩、髋和膝关节。

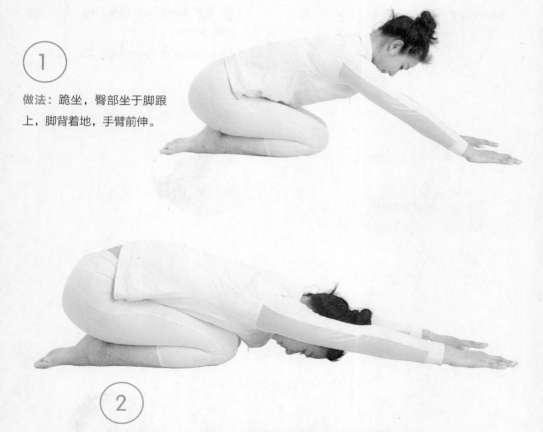

① 做法：跪坐，臀部坐于脚跟上，脚背着地，手臂前伸。

② 做法：额头触地，深呼吸，胸、腹与大腿紧密贴合，全身放松。

婴儿式

婴儿式是一种模仿胎儿在母体中休息放松的姿势。练习时，膝盖蜷缩在胸部下面，上半身的重量用腿支撑，让人感觉十分舒适。在俯身前倾的过程中，该式对背部肌肉和脊椎能起到很好的放松作用，能帮助迅速减轻压力。

做法：

1 跪坐，臀部坐在双脚脚后跟上，将上身向前向下弯曲，直至额头触及膝盖前的地板。

2 当额头触地时，把头偏向一侧，侧脸颊贴地休息。

3 双臂自然放于身体两侧，掌心向上。

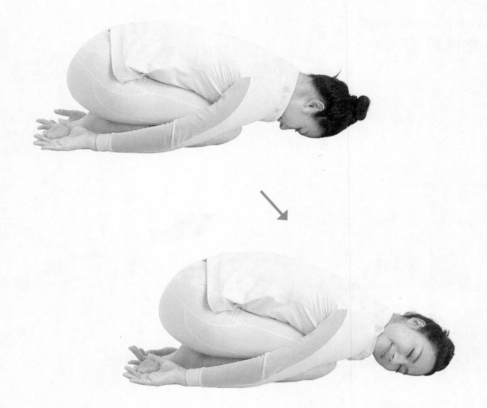

动物放松式

这是一个模仿动物休息的放松体式，它能使后腰顺畅柔和地伸展。放松腹部肌肉群、肩部、髋部等，调养脊柱内神经系统，有助于血液回流脑部，缓解脑部疲劳。

1 **做法**：双腿伸直并拢坐于地面上，屈左膝，左脚掌紧贴右大腿内侧，将右腿向后弯曲，右膝盖指向身体正右方，上身转向左膝盖指的方向。

2 **做法**：双臂向上举过头顶。

3 **做法**：向前向下弯曲，身体紧贴左腿，额头点地。全身放松，自然呼吸。

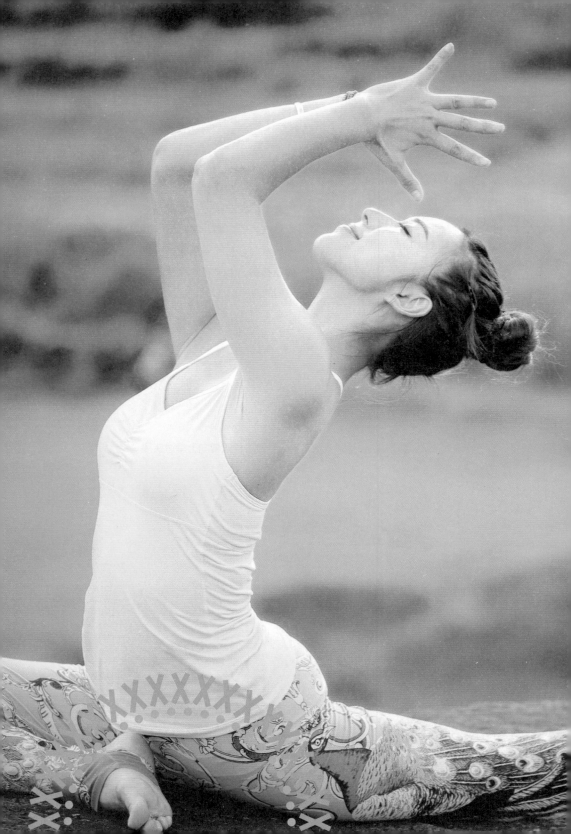

03

初级体式，
打开身体柔韧性

初级体式是针对初次练习瑜伽的人精心编排的，从简单的体位开始练习，遵循瑜伽的每一个练习原则，这是我们挑战高难度动作的基础与保障。对初学者而言，如果无法达到示范标准，千万不要勉强，要学会倾听身体的声音，循序渐进地练习。坚持一段时间，你便会感受到身体带给你的惊喜！

① 做法：双脚并拢直立，双手于胸前合十，腰背挺直，呈山式站立，深呼吸两次。

拜日式

功效：初级拜日式是由一系列瑜伽动作组成的。这个体位来自于人对初升太阳的崇拜。拜日式是很好的瑜伽热身运动，它可以帮助你打开全身的关节，调理整个身体，特别是脊椎，增强身体的柔韧性。经常练习拜日式还可以加快气血循环，提高新陈代谢率，促进脂肪的燃烧。

② 做法：吸气，上半身缓缓向后仰，收紧臀部，同时双臂向后伸直，体会脊柱舒展的感觉。

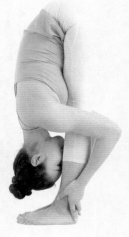

③ 做法：呼气，身体慢慢向前弯，尽量让脸部靠近小腿，双手抱住脚踝，前额触碰到小腿。

做法： 吸气，右腿向前跨出一大步，身体下压；左腿向后伸直，小腿触地；头部和上身向后仰，双臂向上向后伸直。

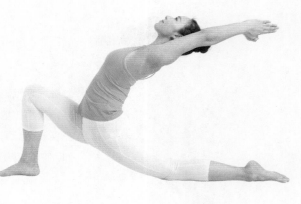

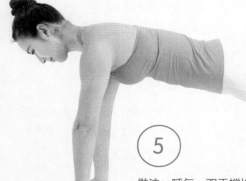

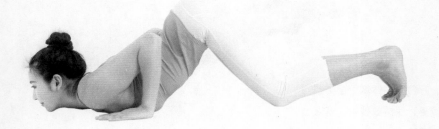

做法： 呼气，双手撑地，右腿向后迈，脚尖着地，整个身体保持在一个平面上，呈俯卧撑状。

做法： 吸气，双手于身体两侧撑地，下巴着地。同时，胸部也着地，臀部翘在半空，双膝着地，保持数秒。

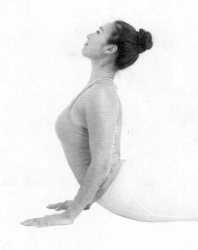

⑦

做法：呼气，双臂微伸直，双手撑地，上半身在头部带动下抬起后仰，下半身贴于地面。

⑧

做法：吸气，臀部抬起，双脚掌着地，双腿绷直，上半身舒展，呈三角状。

⑨

做法：呼气，身体恢复至第四步的姿势，保持数秒后，恢复至初始姿势。

蝴蝶功

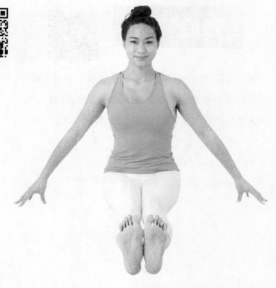

功效：该体式可以伸展背部及胯部，增强其柔韧度；对骨盆也有益处，可以调养膀胱、肾脏及其附近的生殖器官。

Tips 这个姿势对双腿及膝盖柔韧性要求较高，不要勉强练习；双腿向下压时，要尽量使膝盖贴地。

① 做法：长坐，双腿伸直并拢。腰背挺直，双臂自然打开于体侧，指尖触地。

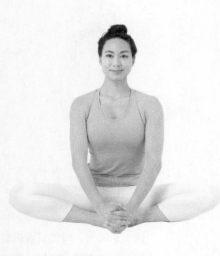

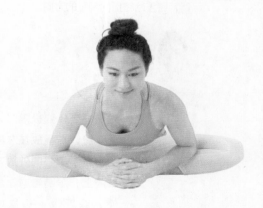

② 做法：收回双腿，双脚脚掌相对，脚跟尽量贴近会阴处，脚尖向前。

③ 做法：目视前方，双手握住脚尖并下压双腿，尽量使膝盖触地。

腰旋转功

功效： 可以放松脊柱和背部的肌肉群，防止和矫正各种不良体态，消除腰部和髋关节的僵硬。另外还能按摩内脏，缓解便秘，消除胀气。

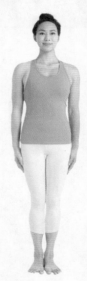

① **做法：** 按立功站好，双脚分开同肩宽，脚尖稍向外，双臂侧平举。

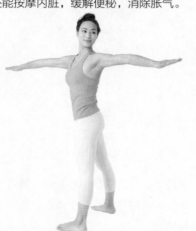

② **做法：** 深吸一口气。呼气，在腰部的带动下身体向左转。只转动髋和腰背，膝盖始终指向脚趾的方向。

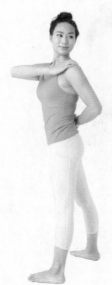

③ **做法：** 当转到极限时，屈双肘，右手放在左肩上，左手掌心向外放在右髋上，眼睛看向左肩外，深呼吸。每次呼气，可以加强扭转的强度，体会腰腹肌肉的伸展和收缩。

④ **做法：** 吸气，双臂慢慢恢复到与地面平行；呼气，双臂自然下落，身体回到正中；左右各练习4~6次。

虎式

功效：该体式能伸展腰部、腿部，活动脊椎的各个关节，调养脊椎神经和坐骨神经；同时还能修饰腿部线条，提升臀部。

> **Tips** 练习时注意颈部后仰的幅度，避免意外。练习过程中双肩要保持放松，不要耸肩。

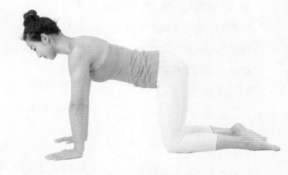

① **做法**：跪地，呈四角板凳状，双手分开一肩宽，手臂、大腿垂直地面。

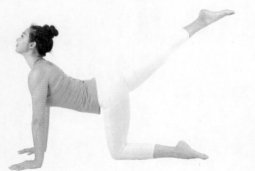

② **做法**：吸气，抬头，塌腰，右腿向后抬高至极限，髋部不要反转。

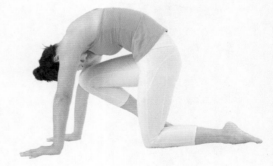

③ **做法**：呼气，低头，拱背，右腿弯曲向前，膝盖靠近鼻尖。吸气，保持数秒；呼气，身体还原至初始姿势。

平衡式

功效：此套动作能增强身体平衡能力，有助于集中注意力；能够加强腿部肌肉力量，使腿部肌肉更为匀称和强健，美化腿部线条。

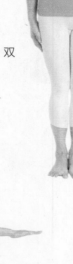

做法：站立，双腿伸直并拢，双臂自然垂于身体两侧。

做法：吸气，双臂打开成一条直线，且与地面平行。

做法：抬左腿，屈左膝，使左大腿与地面平行，左小腿自然下垂，绷紧左脚脚面。

做法：呼气，左腿抬起，绷直膝盖，使左腿伸直且平行于地面。保持数秒后身体还原，换另一条腿练习。

Tips 腿部上抬的时候要尽量向上伸，收紧双腿肌肉，以达到最佳的效果。另外，双臂也要配合完全伸展开来。

人面狮身式

功效： 能有效调理脊柱，全面
拉伸后背的肌肉群，消除背部
多余脂肪，美化背部曲线。

做法： 俯卧，下巴点地，双腿伸直并拢，
双手自然放于身体两侧，掌心贴地。

做法： 屈肘，两小臂向前平行伸直，掌心向
下放于头部两侧的地上。

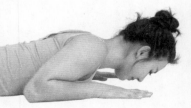

③

做法：吸气，慢慢把头和胸部抬离地面，双臂放在地面上支撑身体，双眼看着斜上方。

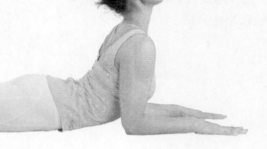

④

做法：呼气，身体慢慢还原至初始动作。

Tips　若出现腰背不适，就立刻停止后仰。

眼镜蛇式

功效： 此式能刺激腹部，使腹部肌肉收缩和紧绷，还能促进背部血液循环，缓解背部、肩部及脚踝处的僵硬。另外，此式可以扩展胸部，强健心肺部，使脊椎更柔软。

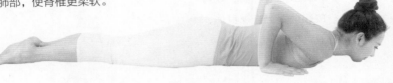

① **做法：** 俯卧，双脚伸直并拢，脚背贴于地面，下巴触地。手肘弯曲，双手放于肩膀下方。

Tips 过分抬起身体和后仰会令背部受伤，练习时不可勉强。如果腰部不好，练习时可将双脚稍作分开。

② **做法：** 吸气，双臂微伸直，上身离开地面，保持腹部以下的部位贴着地面，呼气，将下颌慢慢抬高，头部后仰，眼睛看向上方。

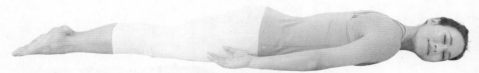

③ **做法：** 俯卧，头向右侧转，双手置于身体两侧，保持平稳呼吸，保持此姿势数秒后放松身体。

简易水鹤式

功效： 这个体式可以刺激女性卵巢、男性的前列腺，对于生殖腺体有很好的保养作用；骨盆区域循环旺盛，可防治月经不调等疾患；此式还可以减少下腹赘肉，放松髋关节使其灵活，减轻坐骨神经痛。

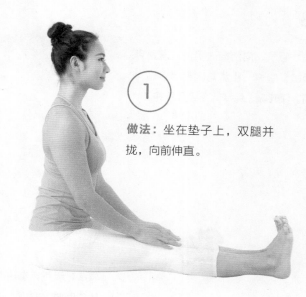

①

做法： 坐在垫子上，双腿并拢，向前伸直。

②

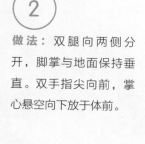

做法： 双腿向两侧分开，脚掌与地面保持垂直。双手指尖向前，掌心悬空向下放于体前。

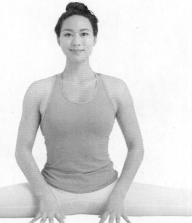

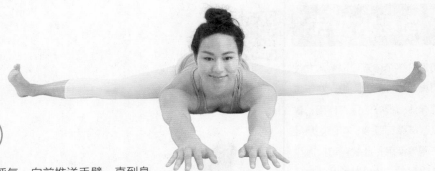

③

做法： 呼气，向前推送手臂，直到身体极限。吸气，小腹与胸部尽量贴向地面。深呼吸，保持此姿势几秒钟。

④

做法： 吸气，慢慢地把身体往回收，并拢双腿，深呼吸。

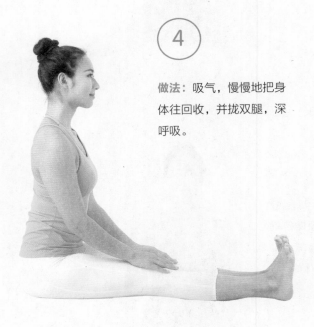

树式

功效：扩展胸部，加深呼吸，有益于增强肺部功能。伸展脊椎，强健肩关节，还能紧实腿部肌肉，加强脚踝和双脚的力量。

① 做法：站直，调整呼吸。

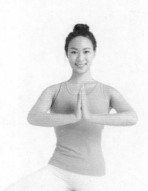

② 做法：屈右腿，右手抓住右脚踝，右脚贴于左大腿内侧。

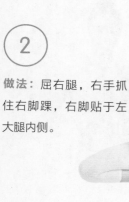

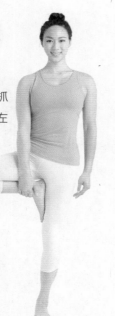

③ 做法：站稳后，双手合十于胸前，吸气。

④

做法：呼气，双臂缓缓向
上伸直，放松肩部，挺直
脊柱，收紧腹部，目光平
视前方，均匀自然地呼
吸，保持30～60秒。

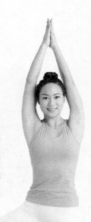

⑤

做法：双手缓缓下降至胸
前，身体还原。

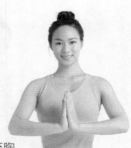

Tips 练习时若出现重心不稳的现
象，可作短暂休息，以保持身体的
平衡，一旦重心稳住后，要注意保
持呼吸的顺畅。

束角式

功效： 此式可增加背部、腹部、骨盆的血液循环，促进血液流入背部和腹部；还可调整女性的月经不调，保养卵巢；对内分泌系统也有益处。

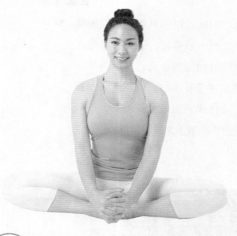

Tips 练习此动作时要注意臀部不要翘起，肩背部向下压，膝尽量沉向地面。

① **做法：** 坐姿，双脚掌相对，脚跟靠近身体，腰背挺直。

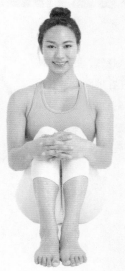

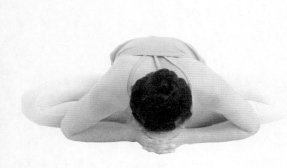

② **做法：** 双手抓住双脚，上身向下压，直至前额接触地板。

③ **做法：** 上身抬起，双腿收回，腰背保持挺直。

幻椅式

功效： 幻椅式对强健双腿、平衡稳定体态都十分有益，还能强壮背部的肌肉群和腹部器官；舒展肩部，打开肩关节，能有效缓解肩颈疲劳。该体式还可以修正腿形，使双腿的整体线条更为柔和紧致。

Tips 在练习过程中，手臂伸直，肘部尽量不要弯曲，屈膝时双腿尽量并拢。练习时尽量扩展胸部，保持脊椎挺直，有助于进一步美化背部曲线。

① **做法：** 站姿，吸气，双臂高举过头顶；双手合十，大拇指相扣，双臂向上夹紧双耳，腰背挺直，目视前方。

② **做法：** 呼气，屈膝，脚后跟压在地面上，双腿和双膝并拢，上半身保持挺直，假想是坐在一张椅子上。

③ **做法：** 身体前倾，放低躯干，抬高脊椎、胸部、头部和手臂的位置，向角线方向伸展。收腹，吸气，保持该姿势30秒，身体还原至初始姿势。

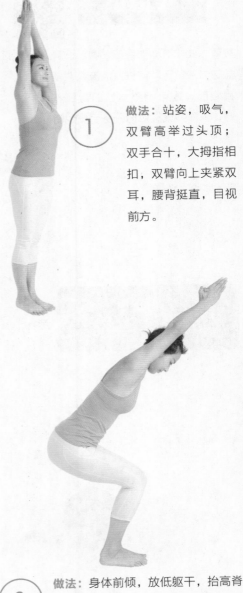

坐山式

功效： 此动作可以锻炼胸部，使胸部得到完全的扩展，美化胸部曲线；还能缓解肩部疾病和僵硬感，增强肩部的灵活性。

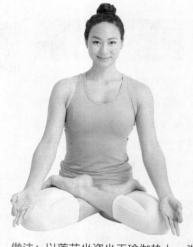

Tips 在整个练习过程中，都要保持背部的挺直，双膝触地，这样能取得更好的练习效果。

① **做法：** 以莲花坐姿坐于瑜伽垫上，脊柱挺直，双手呈莲花指放于双膝上。

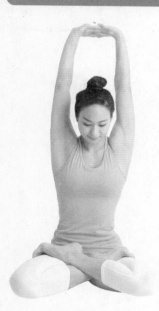

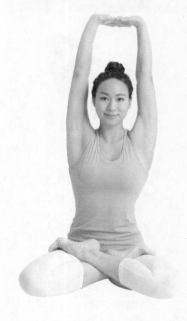

② **做法：** 双手十指交叉，吸气，双臂向上伸直，高举过头顶，掌心翻转向上；呼气，低头，尽量使下巴靠近锁骨。

③ **做法：** 吸气，头部回到原位；呼气，双手慢慢松开。

英雄式

功效： 该体式可以使手臂得到充分的伸展，放松肩关节，缓解肩颈部肌肉酸痛；伸展背阔肌，扩展胸肌，能促使女性胸部再次发育。

> **Tips** 如果不能使双手在背后完全交握，不必勉强，让双手互相触碰即可；若膝盖较僵硬或疼痛而不能坐于双脚间，可以并拢双腿坐于双脚脚后跟上，脊柱要保持挺直。

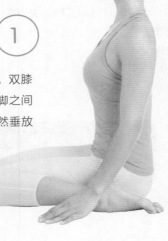

① **做法：** 吸气，跪立，双膝并拢，臀部坐在双脚之间的垫子上，双臂自然垂放于体侧，目视前方。

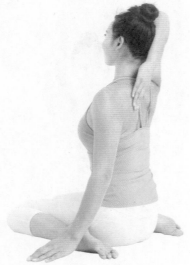

② **做法：** 呼气，右臂高举过头，屈肘，右肘尖放在头顶后方，右掌掌心贴背。

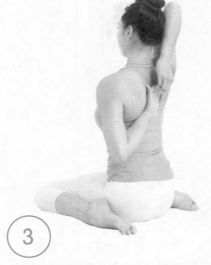

③ **做法：** 向后弯曲左臂，左掌向上伸展，右掌向下拉伸，使左右手于背后上下相扣。自然呼吸，保持数秒。

蜥蜴式

功效：舒缓背部的僵硬和紧张，消除背部多余的脂肪。还能促进脊柱的血液循环，纠正驼背，美化肩部线条。

> **Tips** 移动身体时，大臂肌肉始终保持收紧，重心移至胸部。

① **做法：**吸气，手肘弯曲，左右手交叉握住另一侧手肘，双手向前移动，手肘靠在垫子上，上身向前倾。

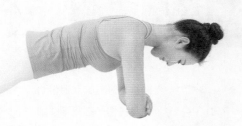

② **做法：**呼气，手肘尽量向前滑动，直到胸部贴着地面。

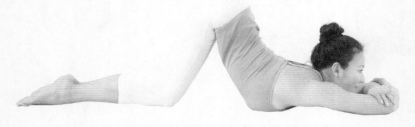

③ **做法：**下身上抬，臀部向上翘起。保持平稳呼吸，保持此姿势15秒钟，然后放松全身，回到初始动作。

三角伸展式

功效：消除腰围区域的赘肉；按摩腹部脏器，促进消化系统功能；活动侧腰，滋养面色；还可增加脊椎下部的血液循环，锻炼脊椎骨和背部肌肉，消除背部疼痛。

Tips 注意练习时应始终保持双臂在同一直线上，保持均匀的呼吸，体会腰侧肌肉的伸展。

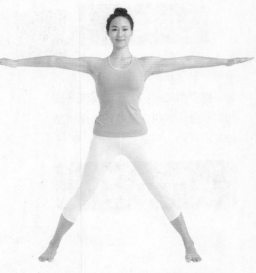

① **做法**：基本站姿，双脚左右大大分开，脚尖略向外。吸气，双臂侧平举。

② **做法**：呼气，双臂带动身体慢慢向右侧弯腰到极限，右手放在右小腿胫骨上，眼看向左手指尖，整个身体要保持在同一个平面上。

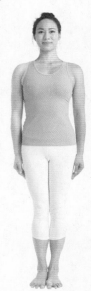

③ **做法**：吸气起身，放松身体，呼气再做另一侧。

猫式

功效：使背部、肩部和胸部都得到锻炼，收缩腹肌，使脊柱更加有弹性；有助于缓解痛经和改善月经不调，防止子宫下垂。

Tips 抬头挺胸时脖子要尽量抬高，但不要过分向后弯曲颈部；腹部尽量向上收缩，练习时动作要稍微放缓，以免肌肉拉伤。

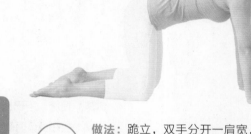

① **做法**：跪立，双手分开一肩宽，手掌撑地，双腿分开一个髋部宽，双臂与大腿垂直地面。

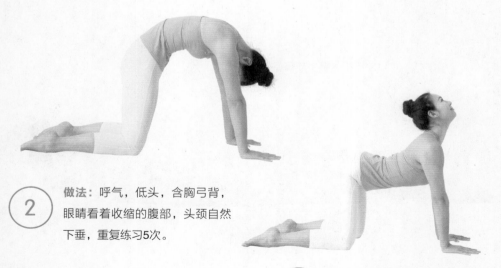

② **做法**：呼气，低头，含胸弓背，眼睛看着收缩的腹部，头颈自然下垂，重复练习5次。

③ **做法**：吸气，抬头，臀部抬高，髋部向下低，眼睛向上看。

半蝗虫式

功效：强健双腿；按摩骨盆区域，可以调节女性月经不调；还可以放松后腰背深层肌肉，强健后腰部。

① 做法：俯卧，下巴抵住垫子，双手掌心贴地放在身体两侧。

② 做法：双手握拳，深呼吸。

做法：吸气，双拳向下按，尽量把右腿抬高，左腿用力向下抵住垫子以便使右腿抬得更高。

做法：右腿轻轻放回地面，手掌放开贴地，呼气，放松。

Tips　上举的腿部要尽量向上和向外伸出，从而充分拉伸腰部，另外一条腿要尽量收紧肌肉，从而达到更好的练习效果；此外，当一条腿抬高时，要保持另外一条腿不要离开地面。

船式

功效： 能够有效地加强腰腹部的肌肉力量，按摩腹部器官，紧实腰腹肌肉；还可以活动后腰和骨盆关节，给骨盆输送健康的血液。

> **Tips** 在伸直双腿抬起时，背部要尽量挺直，使脊椎向上提，避免尾骨往下压所导致的疼痛。

① **做法：** 仰卧，双腿并拢伸直，双臂于双耳两侧伸直，掌心向上。

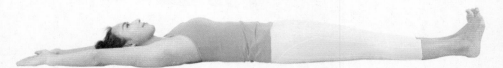

② **做法：** 吸气，双臂向前伸展，掌心相对，用腹肌的力量带动头部、上身、双臂同时抬起。双腿伸直并拢，向上抬起，与地面呈45°，保持数秒。

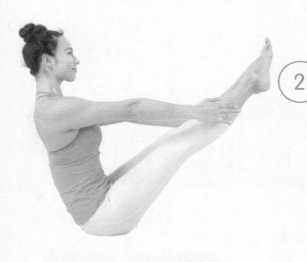

③ **做法：** 呼气，身体还原至初始姿势。

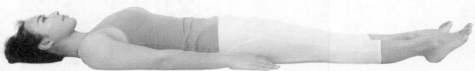

高跟鞋式

功效： 这个体式尤其适合长期伏案工作的女性，它可以帮助矫正驼背和双肩下垂等不良体态，消除背痛、腰痛、脚踝痛，提高臀线。

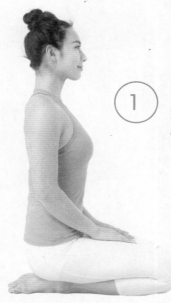

① **做法：** 金刚坐姿坐好，腰背挺直，身体放松。

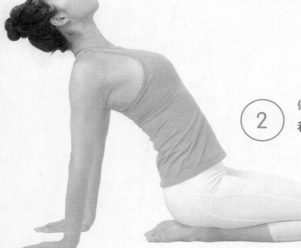

② **做法：** 双手放在臀部的后方，手掌着地，吸气，扩胸，抬头，后仰。

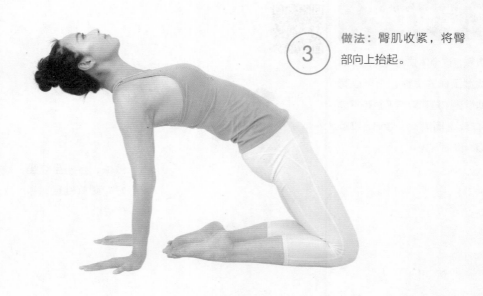

③ 做法：臀肌收紧，将臀部向上抬起。

④

做法：臀部继续往上抬，颈部放松向后仰，停留几秒钟。

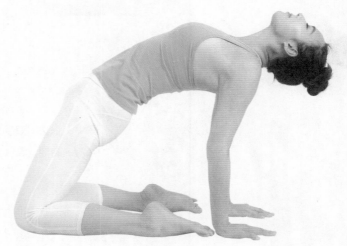

做法： 慢慢地将颈部向前拉回来，臀部坐回脚后跟。

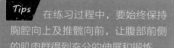

Tips　在练习过程中，要始终保持胸腔向上及推髋向前，让腹部前侧的肌肉群得到充分的伸展和锻炼。

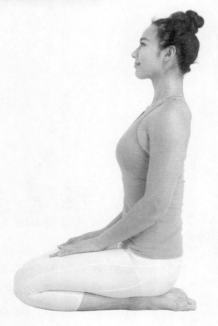

做法： 双手慢慢往前放在大腿上，恢复原来的金刚坐姿。

剪刀式

功效： 加强身体的稳定性，增强髋
关节的灵活性；紧实腿部肌肉，锻
炼双腿的力量和韧性；收缩腹肌，
强化腰腹力量。

> **Tips** 双腿张开的角度大小和动作
> 幅度要以自身的实际情况为参考。
> 练习时，尽量维持髋部的稳定，以
> 减少腰部后方的压力。

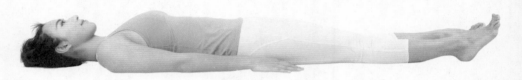

① **做法：** 仰卧，双腿伸直并拢，双手
自然放于身体两侧，掌心贴地。

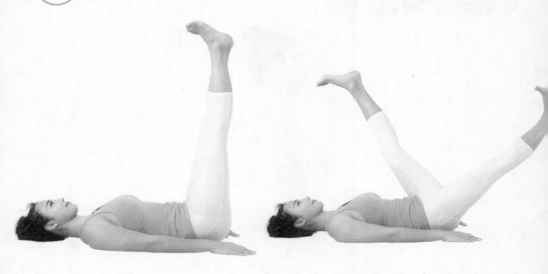

② **做法：** 自然呼吸，双腿
上抬，与地面呈90°。

③ **做法：** 呼气，左腿向胸口的方向靠近，右
腿则向反方向拉开；双腿保持伸直，呈剪
刀状；吸气，双腿交换动作，如此反复交
替数次后，身体还原至初始姿势。

抱膝压腹式

功效： 这个体式能加强髋部和腹部肌肉的力量，消除胀气和下腹痉挛，还能伸展颈部和脊柱肌肉，放松后腰。

做法： 仰卧，双腿伸直，双臂放于身体两侧，掌心贴地。

做法： 吸气，屈右膝，双手十字交叉，抱住右小腿。

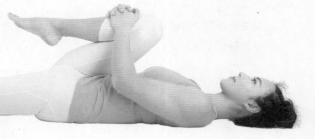

做法： 大腿尽量靠近胸腹部，抬起上半身，用前额去触碰膝盖。

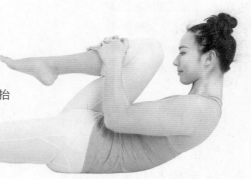

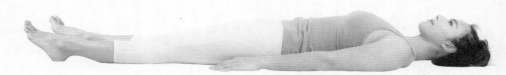

做法： 呼气，身体慢慢还原至初始动作，然后换另一条腿重复练习。

Tips 当下巴接触膝盖时，应保持肩部和颈部的伸展，不要耸肩。此外，贴地的那条腿应该始终保持笔直伸展，不能弯曲。

鱼式

功效： 可以拉伸颈前肌肉，使颈部肌肉得到充分锻炼，有助于美化颈部曲线和缓解颈部疲劳；此动作还能强壮脊柱，增进脊柱弹性，锻炼双臂肌肉和腰腹部肌肉群，对胸部、腹部和甲状腺均有益。

> **Tips** 练习鱼式动作时，体会伸展的部位是在上背，请勿将颈部往前凹，否则容易使颈椎受伤，十分危险。如果练习者无法将背部拱起来，可以取仰卧的姿势，双手往头部上方伸直，手心朝上，尽量停留即可。

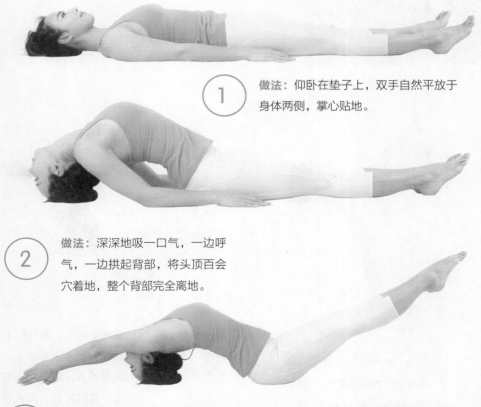

① **做法：** 仰卧在垫子上，双手自然平放于身体两侧，掌心贴地。

② **做法：** 深深地吸一口气，一边呼气，一边拱起背部，将头顶百会穴着地，整个背部完全离地。

③ **做法：** 吸气，双臂、双腿抬高与地面呈30°角，双手合十，拇指相扣。做此姿势时做深呼吸，胸膛尽量扩张，呼气慢慢还原。

鸵鸟式

功效：伸展脊椎，强健背部肌肉；增强腹部器官功能，消除胃胀气；还有助于消除颈部细纹，达到美化和拉长颈部的功效。

Tips 这个体位对椎间盘突出的患者非常有益，但如果练习者存在椎间盘移位的症状，就不要把头部放入两膝之间。

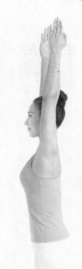

① 做法：站立，双脚分开，腰背挺直，吸气，双臂向前向上高举过头顶。

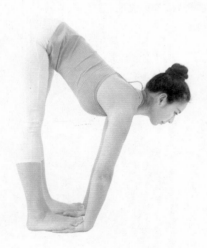

② 做法：呼气，以髋部为折点向下弯腰，将双手掌心放在脚掌下；吸气抬头，将肩膀下压，保持双腿的挺直。

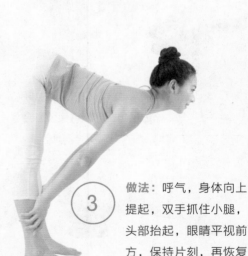

③ 做法：呼气，身体向上提起，双手抓住小腿，头部抬起，眼睛平视前方，保持片刻，再恢复至初始动作。

脊柱扭动式

功效： 能有效拉伸腰部的肌肉，加速腰部的血液循环；这种体式还按摩了腹部器官，能促进消化与排泄，并使胰脏功能增强，使身体呈现健康的状态。

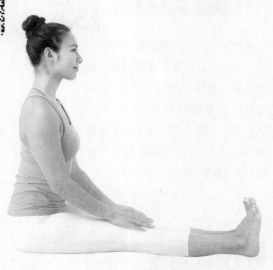

> **Tips** 练习时要保持腰背挺直，肩膀持平，让脊柱伸展。在进行扭转动作时，不要过急，如果觉得扭转困难，一只手可撑在地面上。

① 做法： 坐立，脊柱挺直，双腿并拢向前伸直，双手自然放于膝盖上。

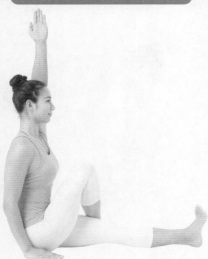

② 做法： 右脚跨过左膝平放在垫子上，右脚后跟收至左臀处，吸气，后背挺直。

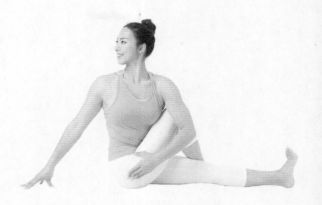

③ 做法： 呼气，上身向右后方扭转，臀部不要离地，保持此姿势几秒钟后恢复至初始动作。

鸭行式

功效：这个体式是鸭子似的蹲步行走，可挤压按摩盆腔内的脏器，调理子宫、卵巢气血，改善宫腔内微循环，有效缓解痛经、宫寒等症状。同时在蹲走的过程中可加速双腿的血液循环，消除腿部血液淤阻，改善腿部静脉曲张的症状。

Tips 在练习过程中，要保持背部挺直，不要弯曲，每行一步使膝盖触碰地面一次。

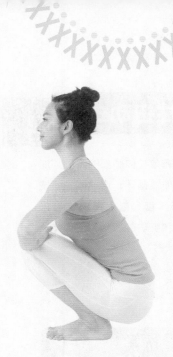

 做法：蹲下，双手放于两膝上，目视前方。

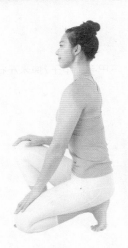

② **做法：**双手扶在双膝上，用脚掌来走路，每行一步，膝盖触碰地面一次，且一只脚脚掌着地时，另一只脚脚尖点地。

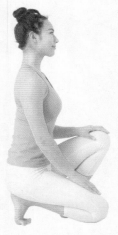

③ **做法：**双脚交换，用以上姿势蹲步行走10秒后，身体还原至初始姿势。

蛇击式

功效： 强健手、脚关节及肌肉，扩展胸部及肺部；促进背部血液循环，缓解背痛和轻微的脊椎损伤，还可使脊柱和背部肌肉变得富有韧性。

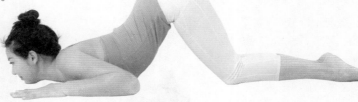

Tips 动作完成时，髋部及肚脐部位不要抬离地面，手臂可以稍微弯曲。

① **做法：** 跪地俯卧，臀部抬起，胸膛和下巴距离垫子约6厘米，双手前臂放在胸膛两侧的地板上。

② **做法：** 一边吸气一边保持胸膛和下巴高于垫子7厘米左右，向前移动，直到不能再移动时为止。

③ **做法：** 伸直双臂抬起上半身；抬头，眼睛看向天花板；呼气，使背部呈凹拱形，保持此姿势10~20秒。

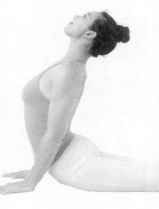

步步莲花

功效： 使髋部和膝盖变得灵活；按摩腹部器官；消除大腿、腹部深层的脂肪；还可以减轻静脉曲张所引起的疼痛和压迫感。

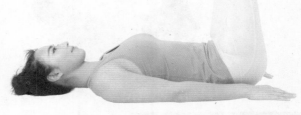

Tips 在整个练习过程中，上半身要放松。若想使腹肌运动得更强烈，可以在做动作时尽量伸出双腿；朝胸部屈膝前，让双脚尽量接近地面。

① **做法：** 仰卧，双手自然放在臀部两侧的地板上；吸气，双腿同时向上抬高，与地面呈90°。

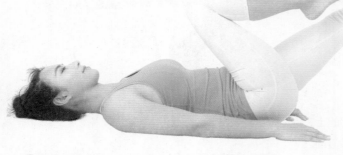

② **做法：** 弯曲双膝，绷脚面，双腿呈蹬自行车状，也可反方向蹬。

踩单车式

功效： 紧实大腿，消除腿部多余赘肉，修饰小腿曲线，美化腿形；此动作还可以预防内脏下垂，促进全身新陈代谢，防止下半身肥胖。

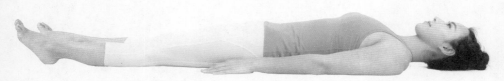

① **做法：** 平躺于地板上，两手自然放于两侧。

② **做法：** 吸气，将双腿抬起，指向天花板，吐气。

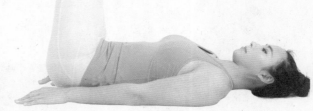

③

做法: 吸气,臀部上抬,双
手撑腰,身体重心放在手
上,保持不动,深呼吸。

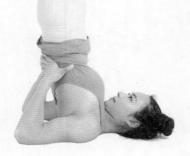

④

做法: 配合呼吸的节奏,双
脚以蹬自行车的方式轮流踩
动,坚持练习10秒钟以上,
然后再慢慢还原身体。

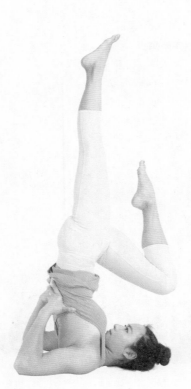

Tips 每个动作都要坚持数秒,意
识力放在双腿上。

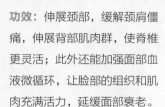

功效： 伸展颈部，缓解颈肩僵痛，伸展背部肌肉群，使脊椎更灵活；此外还能加强面部血液微循环，让脸部的组织和肌肉充满活力，延缓面部衰老。

做法： 吸气，跪坐，腰背挺直，臀部坐于双脚脚后跟上，双手自然搭在膝盖上，目视前方。

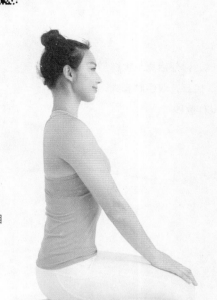

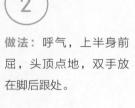

做法： 呼气，上半身前屈，头顶点地，双手放在脚后跟处。

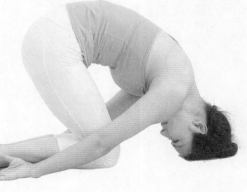

做法：吸气，臀部抬高至大腿与
地面垂直。拱背，双手触脚踝，
保持这个动作数秒。

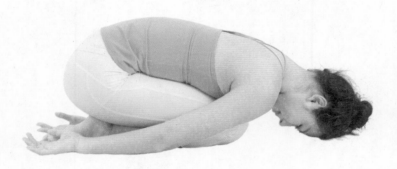

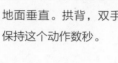

做法：呼气，身体慢慢还原至初始位置。

Tips 练习时如有颈椎不适，可将
双手放于头部两侧以支撑身体；若
手抓脚后跟较困难，可将双手自然
放于体侧。

桥式

功效： 加强背部的力量，减少腰痛，消除腰部脂肪，增强肾脏功能；另外可以增加腹部的血液循环，促进胃肠蠕动，缓解腹部胀气，改善消化功能。

Tips 提起躯干时，要使用腹肌的力量，用手扶住腰部抬起，只是辅助动作。

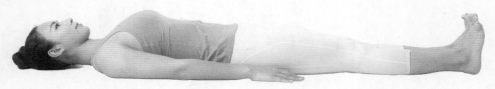

① **做法：** 仰卧，双腿并拢伸直，双臂放于身体两侧，掌心贴地。

② **做法：** 屈膝，双脚脚后跟靠近臀部，双手前伸，触摸双脚。

③ **做法：** 深深地吸气，抬起上半身、臀部及大腿，双手扶在腰侧以保护腰部。用双肩和双脚撑地，收紧臀部肌肉。保持数秒，呼气，身体慢慢还原。

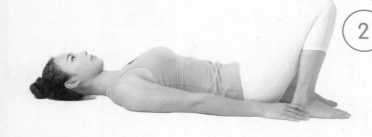
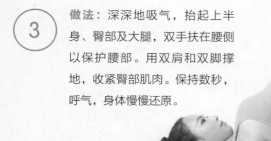
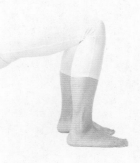

风吹树式

功效： 伸展脊椎，侧向拉伸脊柱，舒缓脊椎紧张；扩张胸部，放松肩关节；还可以培养身心的平衡感，矫正不良体态，提升气质。

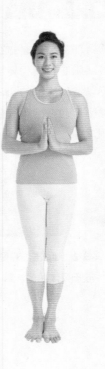

做法： 站姿，双腿伸直并拢，双手于胸前合十，腰背挺直，目视前方。

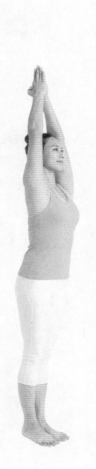

做法： 吸气，保持双手合十，双臂伸直，高举过头顶，大臂尽量拉到耳朵后侧。

③

做法：呼气，向左侧弯腰，保持二三次呼吸，充分感受右侧腰肌拉伸紧绷的感觉。

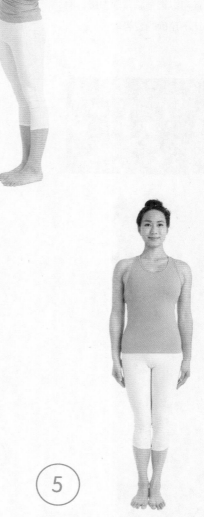

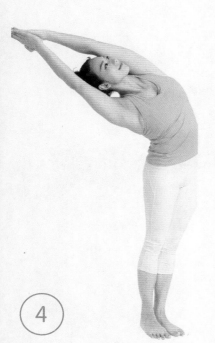

④

做法：吸气，双臂带动上半身回正，换另一侧重复练习。

⑤

做法：呼气，身体还原至基本站姿。

直角式

功效： 使髋部和腿部肌腱变得灵活；消除腰围线上的脂肪；伸展双臂，使双臂更修长；还可以增强腰背部力量，消除紧张和纠正不正确的姿势。

> **Tips** 练习时要将身体的重心放在脚掌上，使双腿与地面垂直，这样有助于提高练习效果。另外要尽量让双臂夹紧双耳，使身体弯曲成直角，并保持3次呼吸。

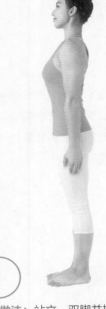

① **做法：** 站立，双脚并拢。

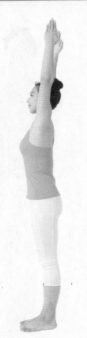

② **做法：** 吸气，抬高双臂，双手于头顶相对。

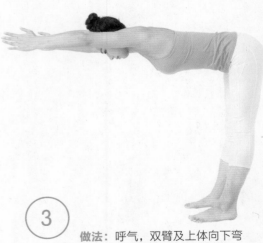

③ **做法：** 呼气，双臂及上体向下弯曲至与地面平行，整个身体呈直角；保持3～5个呼吸，然后吸气起身，呼气还原。

摇摆式

功效：促进背部血液循环，缓解腰部疲劳，还能柔和地增强腹肌，伸展并按摩脊柱和背部肌肉。

做法：仰卧，自然呼吸，弯曲双膝，将两大腿收近胸部，双手在膝后十指交叉抱住双腿。

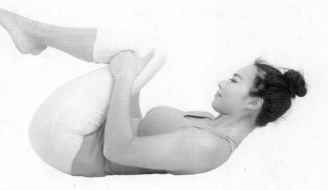

② **做法：**吸气，让身体向前摆动。

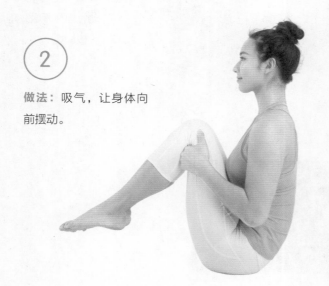

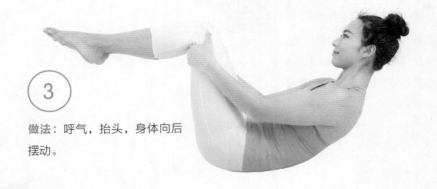

③

做法： 呼气，抬头，身体向后摆动。

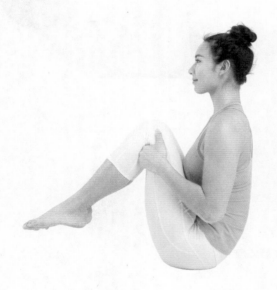

④

做法： 呼气，身体向前摆动，自然呼吸，前后摇摆大概5次。

Tips 在练习之前做一些手脚热身运动可以让摇摆动作更简单易行。在整个练习过程中要挺直腰背，身体向后倒下时感觉脊柱是一节节地着地，能够感受到背部的按摩，每个动作保持3~5次呼吸；另外要尝试将踝关节尽量拉近臀部，深深地呼吸。

叩首式

功效： 头顶地面时，血液会充分流入头部，有助于促进头部血液循环，加速新陈代谢，从而起到消除脸部多余脂肪、收紧下巴赘肉的作用。此动作还能缓解颈部、背部疲劳。

① **做法：** 跪坐，臀部坐在脚后跟上，两手自然垂于体侧，脊柱伸直。

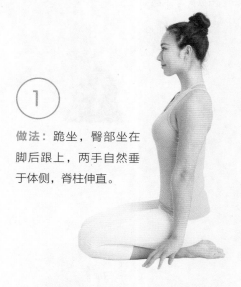

② **做法：** 呼气，上身向前弯曲，把前额放在地板上。

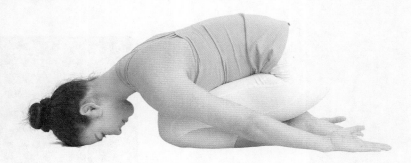

做法： 吸气，抬起臀部，让头顶百会穴着地，两大腿垂直地面，下巴抵住锁骨，双手自然放于小腿两侧。

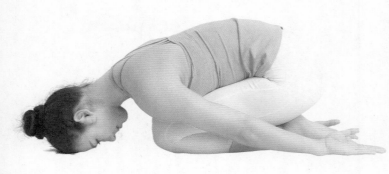

④

做法： 自然调息10次，然后呼气，恢复跪姿，臀部坐回脚跟，慢慢放松，再恢复初始姿势。

Tips 在整个练习过程中都要双膝并拢，不要分开；肩颈不宜超过头顶位置，否则易造成颈椎伤害。患有眼疾、耳部疾病、高血压或眩晕病的人不应做这个姿势，练习时出现头晕或胸闷等症状，应缓缓抬头，并调整好呼吸。

顶峰式

功效： 改善面部血液循环，治疗粉刺；缓解脚跟的僵硬和疼痛，帮助软化脚后跟处的跟骨刺，有益坐骨神经；还能帮助塑造臀部曲线，促进血液流向大脑，迅速恢复脑部疲劳，缓解沮丧情绪。

① **做法：** 取跪姿，双脚并拢，双手撑于地面，与肩同宽。

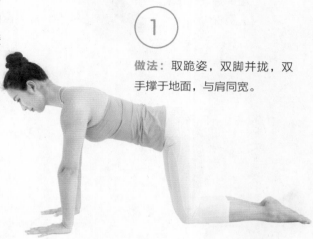

② **做法：** 吸气，蹬直双腿，抬高臀部，身体呈三角形，肩背平直。

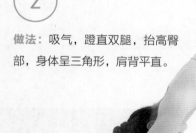

③

做法：呼气，双脚掌尽
量平放地面，眼看脚，
正常呼吸5~10次。

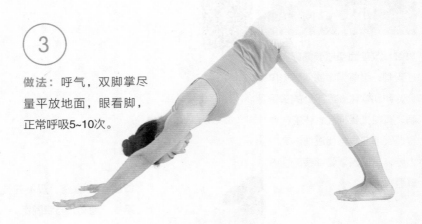

④

做法：恢复双手、双膝着
地的跪姿。

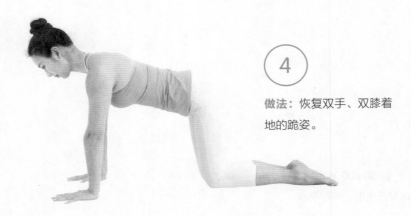

Tips 顶峰式的练习诀窍就是尽
量保持整个身体成一个稳固的三角
形。练习时可以弯曲膝盖，呼气
时脚跟尽量向下压，双腿尽可能伸
直，后脚掌着地。高血压和眩晕症
患者最好不要做顶峰式。

铲斗式

功效：可增加血液循环，有助于整个身体重新充满活力，头部下低的动作使血液流向头部，可使头脑清醒，并有助于改善面部浮肿的现象。

Tips 颈部要放松低垂，不要绷紧上抬，否则易造成损伤。患有眩晕症或高血压患者不可练习此套动作。

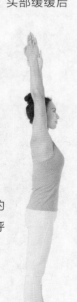

① **做法：**站立，双脚左右大大分开，双臂向前向上高举过头顶，吸气，头部缓缓后仰，身体保持直立。

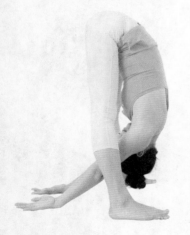

③ **做法：**吸气，恢复到挺身站着的姿势，双臂依然高举过头顶，呼气向下，重复做此动作。

② **做法：**呼气，向下弯腰，头和双臂推向两腿之间，掌心向上。

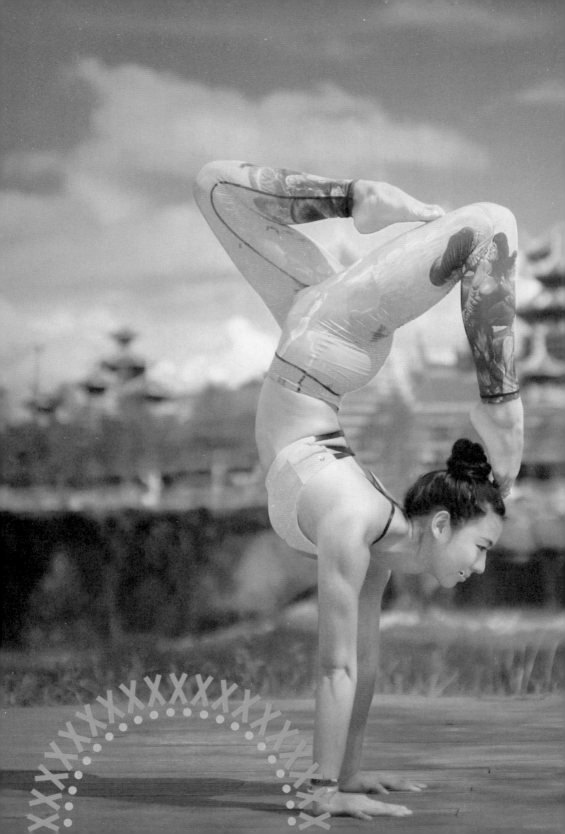

04

中级体式，
感知瑜伽的独特
魅力

中级体式是为那些练习过一段时
间瑜伽，有一定瑜伽基础的人准备
的。它能深化您对瑜伽锻炼、瑜伽哲
学、世界观和瑜伽生活方式的理解。
它以安全、科学为前提，让你以更加
严谨、认真的方式来体验瑜伽。当全
面了解自己的身体状况后，运用腹式
呼吸，循序渐进地来练习本节编排的
体位吧！

战士一式

功效：调养双踝、双膝、双髋及双肩并加强其功能；强壮双腿，增强腿部和背部肌肉弹性；减少髋部周围的脂肪；缓解小腿和大腿肌肉痉挛。

① **做法：**取基本站姿，双腿伸直并拢，双臂自然垂放于体侧。

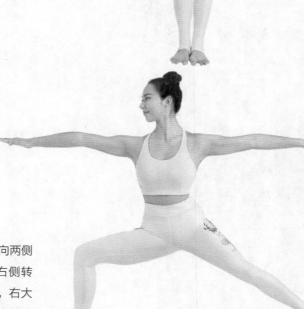

② **做法：**双腿尽量分开，双臂向两侧打开呈一条直线。右脚向右侧转90°，使右小腿与地面垂直，右大腿与右小腿垂直，双臂向左右侧延伸，自然呼吸，保持数秒。

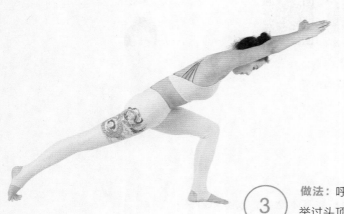

③ **做法**：呼气，上半身左转，双臂上举过头顶，双手合十，目视前方，保持数秒。

④ **做法**：呼气，身体回正，两臂下垂，双脚并拢，还原至初始姿势，然后换另一侧练习。

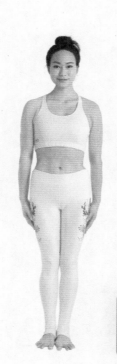

Tips　在练习过程中，要始终保持脊椎伸直，拉伸腹部肌肉，两脚跟在同一条直线上。

战士二式

功效： 扩展胸部，使呼吸更深入；
强健脊椎，缓解脊椎炎、背痛和腰
痛；使小腿肌肉变得柔韧，消除小
腿抽筋的毛病。

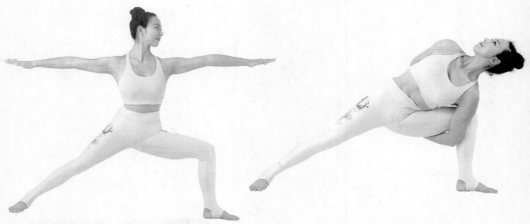

① **做法：** 取基本站姿，双腿伸直并
拢，双臂自然垂放于体侧。

② **做法：** 双脚尽力分开至最宽，呈
战士一式。

③ **做法：** 在第二步的基础上呼气，
用手带动上身向下弯曲，双手在
身体后侧交叉。

战士三式

功效： 强健脊椎，缓解脊椎炎及背痛；帮助收缩器官和加强腹部器官功能；增强身体平衡性，激发身体活力。

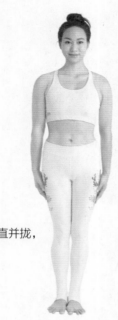

做法： 取基本站姿，双腿伸直并拢，双臂自然垂放于体侧。

做法： 双脚尽力分开至最宽，呈战士一式。

③

做法：吸气，双臂高举过头顶，双手合十；呼气，向右侧转身，同时右脚转向右侧呈深蹲弓步。吸气，向上伸展上半身；呼气，回到基本站立姿势。

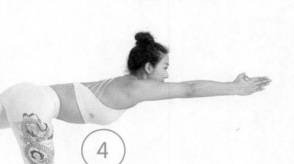

④

做法：呼气，伸直右腿，此时左腿也会顺势离开地面，上半身弯曲至与地面平行，双臂夹紧，左腿与地面保持平行，右腿垂直于地面。吸气，还原直立姿势。

Tips 练习时不要把重心放在脚跟上，这样会阻碍身体平衡，而且还会导致胃部突出，降低身体和精神的敏感度，应该将重心放在整个脚掌上。

磨豆功

功效：此动作可以充分并均匀地按摩腹部器官，调养肾脏，消除腹部脂肪，消除便秘，锻炼腹肌，帮助肠胃排毒，并活动髋部，滋养骨盆，同时手臂的拉伸还能刺激腋下淋巴排毒。

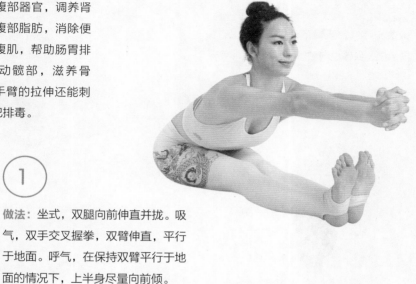

① **做法：**坐式，双腿向前伸直并拢。吸气，双手交叉握拳，双臂伸直，平行于地面。呼气，在保持双臂平行于地面的情况下，上半身尽量向前倾。

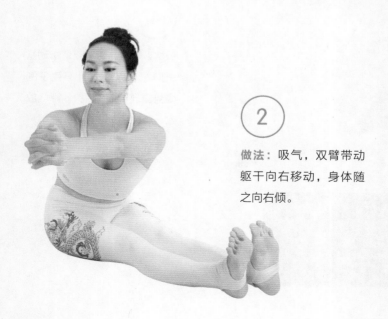

② **做法：**吸气，双臂带动躯干向右移动，身体随之向右倾。

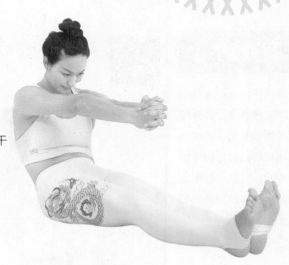

③ 做法：呼气，双臂带动躯干向后绕，身体也向后倾。

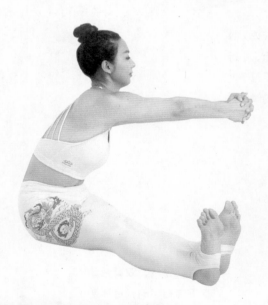

④ 做法：吸气，再由双臂带动躯干向左，以顺时针磨豆子的姿势重复绕圈3~5次。呼气放松，身体还原。

Tips 练习过程中保持双腿的并拢，尽量不要弯曲，手臂在平行线上带动身体转动，并去感受小腹部的变化。均匀地呼吸，左右各做1次。向前向后时呼气，向左向右时吸气。

鸽子式

功效： 拉伸脚背，减少腹部及大腿脂肪；强化腿肌，预防变形，防止臀部下垂；加强胸部的血液循环，平衡胸腺分泌功能。

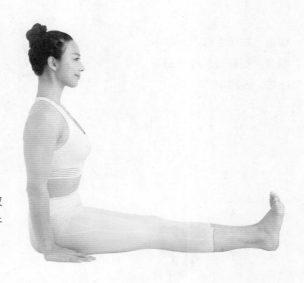

做法： 坐式，背部挺直，双腿并拢向前伸直，双手放于身体两侧，掌心向下。

②

做法： 左脚脚后跟收至会阴处，脚心朝外，右腿自然向后侧打开。

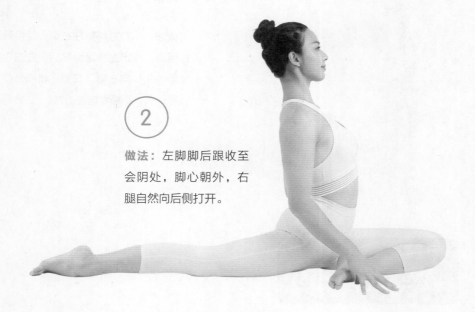

③

做法： 右腿屈膝，使右小腿与大腿垂直，脚尖指向上方，右手抓右脚。

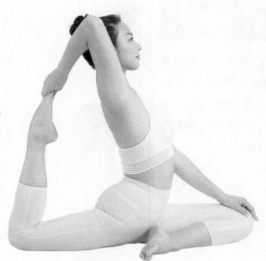

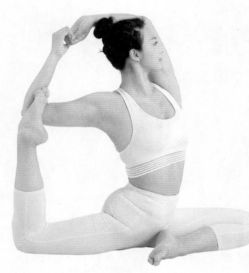

④

做法： 用右肘弯揽住右脚，保持背部挺直。伸出左手绕至脑后，左右手相扣。头转向左侧，右腿尽量向外打开呈弓状，眼睛看向左上方。

Tips 鸽子式是个比较难的动作，初学者如果无法让两手相拉的话，可用瑜伽绳或毛巾辅助练习。

榻式

功效： 拉伸颈部肌肉，两腿、两踝肌肉得到增强；腹部器官得到舒展；伸展背部，扩张肺部。

做法： 坐式，双腿打开，双膝并拢，臀部坐于双腿之间，双手放于膝盖上，眼睛直视正前方。

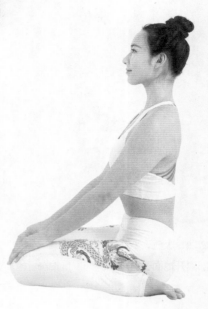

做法： 将双手移至两脚掌上，手心贴着脚掌心，身体慢慢向后倾，手肘弯曲。

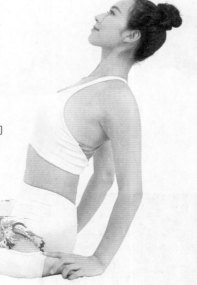

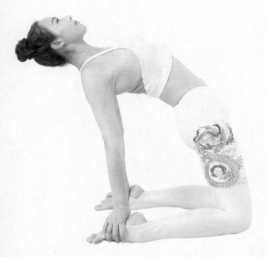

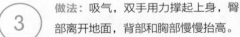

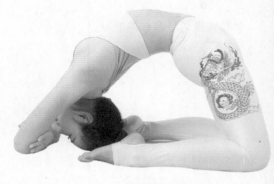

③ 做法：吸气，双手用力撑起上身，臀部离开地面，背部和胸部慢慢抬高。

④ 做法：呼气，身体弯曲成弓形，头顶着地，双手放开脚掌，交叉握着另一手的手肘，将交叉的双臂放于头部上前方。

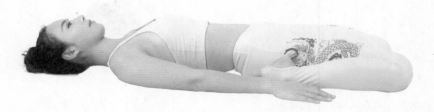

⑤ 做法：保持呼吸平稳，然后慢慢放下背部，使上半身完全贴放于地板上，双手放回身体两侧，然后放松全身。反复做此套动作5次。

Tips 初学者如果臀部无法完全坐于双脚之间，可以在臀部下方垫一块毯子，等到腿部柔韧性变好之后再去掉毯子。餐后不适宜练习榻式，无法完成鱼式的人可以通过练习榻式获得相同的功效。

弓式

功效： 伸展整个脊椎，加强脊椎的弹性及灵活度；促进腹部器官周围的血液循环，使其保持健康和改善消化功能；活动肩胛骨，缓解肩部僵硬和肩部疼痛；还有助于使人保持精神警醒、充满活力。

> **Tips** 弓式对身体的柔韧性和平衡能力有很高的要求，练习时不要激进。此外，背部和脊椎受过伤的人，患有甲状腺肿大和肠胃疾病的人也不适合练习此体式。

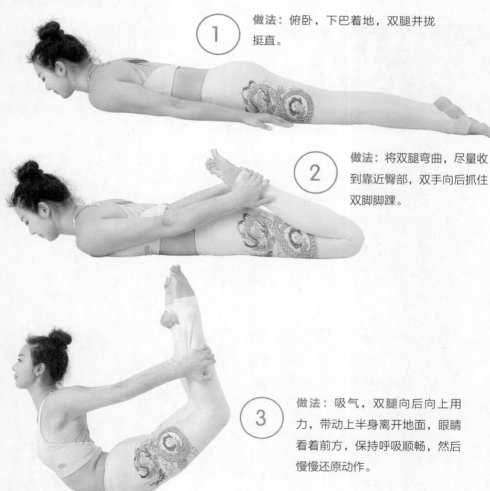

① **做法：** 俯卧，下巴着地，双腿并拢挺直。

② **做法：** 将双腿弯曲，尽量收到靠近臀部，双手向后抓住双脚脚踝。

③ **做法：** 吸气，双腿向后向上用力，带动上半身离开地面，眼睛看着前方，保持呼吸顺畅，然后慢慢还原动作。

坐角式

功效： 拉伸腿部肌肉，伸展腿部韧带；促进骨盆区域血液循环，使其保持健康；刺激子宫，控制月经流量并使其保持规律。

Tips 坐骨神经痛的患者在练习这种体式时要慎重和轻柔缓慢，如有任何不适请立即停止。练习过程中，背部始终保持平直，不能弯曲。

1 **做法：** 长坐，双腿向前伸直，双臂打开，腰背挺直，目视前方。

2 **做法：** 吸气，双腿左右分开，成"一"字形，双臂自然置于身体前方。

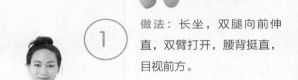

3 **做法：** 呼气，抬头，目视上前方，上半身向前倾，用双手指尖触碰双脚脚趾，保持数秒后身体还原至最初姿势。

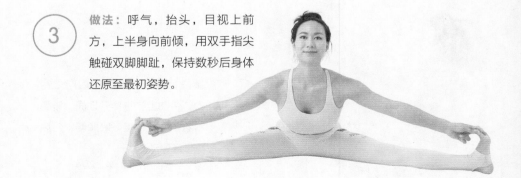

犁式

功效： 收缩腹部器官，改善消化系统；前屈脊柱，促进血液循环，缓解头痛；缓解肩肘僵硬、腰痛、背部关节炎以及风寒所引起的胃部疼痛；刺激肠脏，消除胃胀气，纠正月经不调。

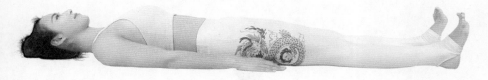

① 做法： 仰卧，双腿伸直，脚尖绷紧，双手放在身体两侧，掌心向下。

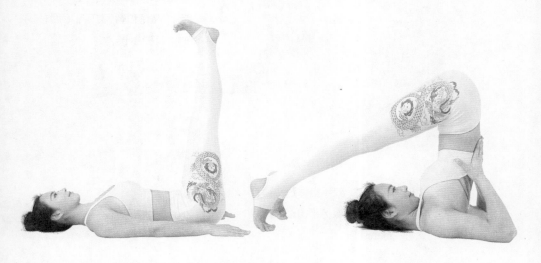

② 做法： 抬起双腿，使双腿垂直于地面。

③ 做法： 吸气，双手护腰，依次将胯部、腰部、脚伸向头上方的地上，然后呼气，身体还原。

神猴哈努曼式

功效：充分拉伸腿部韧带，加强腿部肌肉力量，使双腿更加匀称；促进骨盆区域和生殖器官的血液循环，使其保持健康。

① **做法：**跪立，吸气，双手向前，手掌撑地，抬右膝，使右腿向前伸直。

② **做法：**呼气，试着伸直双腿，然后将双腿和臀部压向地面，同时，双掌合十。

③ **做法：**吸气，双手上举过头顶，向上伸展，以保持平衡；保持数秒，呼气还原。

肩倒立式

功效： 锻炼手臂关节，减轻腿、脚浮肿及盆腔充血；收缩腹肌，消除腹部脂肪；促进血液循环至头部、颈部及大脑，消除紧张、失眠、头痛等。

做法： 仰卧，双腿伸直并拢，双臂自然放于身体两侧，掌心贴地。

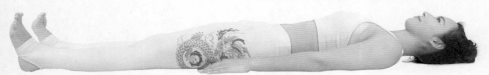

做法： 吸气，向上抬起双腿，双手按压地面使背部抬离地面，然后双腿缓缓向头顶后方伸展，双脚尽量触地。

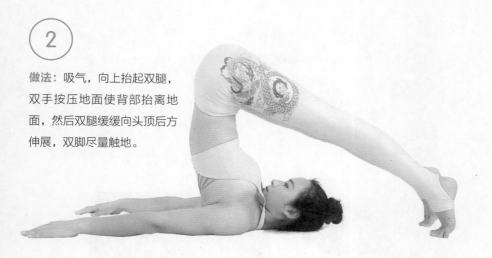

做法：双手扶在腰间，呼气，双腿离地，慢慢向上抬至与地面平行的位置后脚尖触地，保持数秒。

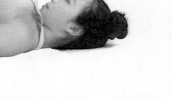

做法：吸气，伸直双腿，使背部、臀部和双腿都与地面保持垂直，肩部、头部、上臂和双肘撑地，收下巴抵锁骨，呼气，身体还原。

Tips 对于初学者来讲这个动作具有一定的难度。如果无法完成，可让教练帮助你，以使你的双腿、臀部和背部保持在一条直线上。

舞者式

功效： 扩张胸部，美化体态；强健腿部肌肉；加强腹肌和腰背肌力量，强化肝脏和肾脏功能；增进掌握平衡和集中精力的能力。

> **Tips** 练习时要保持腰、背、臀和腿部的紧张，注意力要集中。保持4~8次深呼吸。

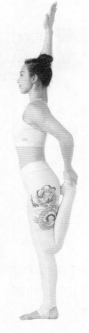

① **做法：** 基本站立，双脚并拢，向后抬起左腿，右手向上伸直，左手抓左脚。

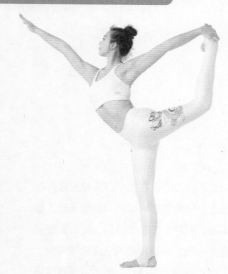

② **做法：** 吸气，右臂向前向上伸展，抬高左脚，左手抓住左脚。

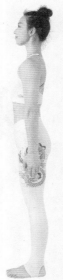

③ **做法：** 呼气还原，换另一侧练习，身体尽量伸直，眼睛看向手臂伸展的方向。

鸟王式

功效： 加强肩部灵活性，消除肩部僵硬；按摩腹部器官，消除腹部脂肪，缓解便秘；强健脚踝，预防小腿肌肉抽筋；提高平衡感和注意力。

做法： 山式站立。右手屈肘，绕过左肘上方，再向上与左手合掌，使左肘放在右上臂的前部，接近肘关节处，左臂完全缠绕在右臂上。

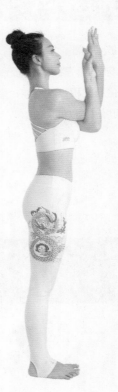

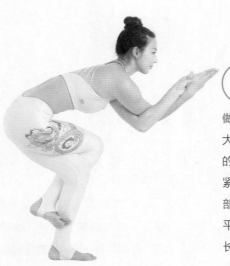

做法： 弯曲左膝，右腿绕过左膝叠放在左大腿上，注意将右大腿的后部放在左大腿的前部，右脚放在左小腿后，使右脚胫骨紧贴左小腿，右脚脚趾钩住左小腿内侧上部，使右腿完全盘绕在左腿上，保持身体平衡。保持这个体式15~20秒，保持深长的呼吸。

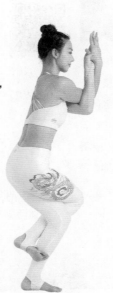

做法： 左手臂屈肘向上，上臂与胸齐平。

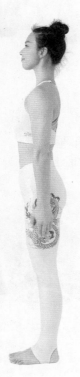

做法： 放松双臂和腿部，回到山式站立。改换右腿站立，左腿缠绕右腿，右臂缠绕左臂，重复这个体式，保持相同的时间；放松双臂和腿部，回到山式。

> **Tips:** 如果膝关节僵硬，环绕小腿较困难的话，可将脚尖跨过另一只脚外侧并用脚尖点地即可；平衡能力不佳者，也可以坐在椅子上练习，以维持身体的平衡。

轮式

功效： 活络全身气血，美化身材曲线；增强体力及免疫力，可矫正驼背，预防皮肤老化；完全地伸展可增强脊柱功能，使身体保持柔软和敏捷；调养和增强腹部各肌肉群功能，使很多脏器和肌肉群受益。

① **做法：** 仰卧，双腿伸直，双臂自然放在身体两侧，掌心贴地。

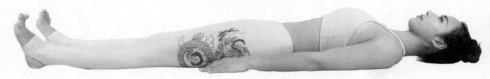

② **做法：** 吸气，弯曲双膝，尽量将双脚靠近臀部，双手向后放在头两侧的地上，指尖指向双肩的方向。

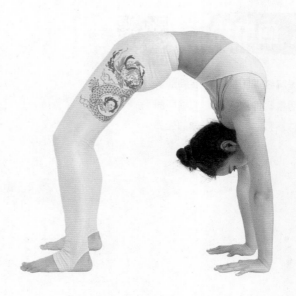

③

做法：呼气，躯干抬起，使双腿、臀部、背部及头部呈轮状，用双脚和双手掌的力量支撑身体。

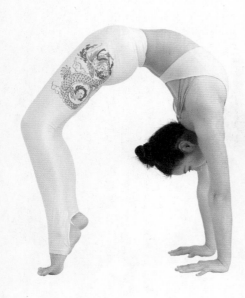

④

做法：吸气，腰部继续上抬，尽量向上拉伸大腿肌，脚尖点地。保持数秒，呼气还原。

Tips　练习此动作请勿操之过急，也不要勉强，动作完成后，臀肌夹紧，肛门缩紧，腰尽量向上推到有紧实感。练习过程中要感受背部的紧张和腹部的拉伸。

回望式

功效： 缓解经期困扰；扩展胸部，增加肺活量；伸展双臂，消除肩膀的紧张感；预防和缓解轻微的坐骨神经痛。

① **做法：** 坐立，双腿左右尽力分开，吸气，双臂侧平举。

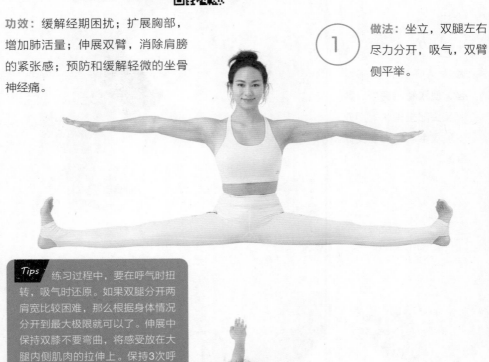

Tips 练习过程中，要在呼气时扭转，吸气时还原。如果双腿分开两肩宽比较困难，那么根据身体情况分开到最大极限就可以了。伸展中保持双膝不要弯曲，将感受放在大腿内侧肌肉的拉伸上。保持3次呼吸，然后换另一侧练习。

② **做法：** 呼气，身体略向右弯腰，左手抓住右脚脚踝，伸出右手向身后打开，吸气还原。

新月式

功效： 使髋部和腹股沟神经变得灵活；强壮大腿，消除大腿赘肉，美化腿部线条；身体向后伸展，能够增强腰背力量；扩张胸部的同时，促进了深长的呼吸，增加了肺活量。

做法： 双腿并拢跪立，身体前倾使双手撑地，手指伸直指向前方，大腿与小腿垂直，脚趾触地。

做法： 将左腿向前迈出一步，右腿伸直，右脚尖点地。左膝不要超过左脚的大脚趾，注意骨盆的中立。

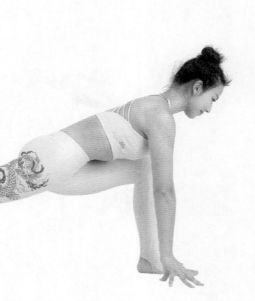

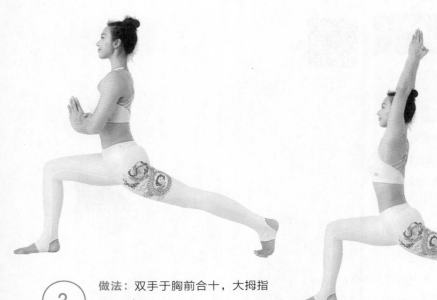

③ 做法：双手于胸前合十，大拇指指向胸口。

④ 做法：吸气，向上伸展手臂，指尖指向天空，上身尽量挺直并与地面保持垂直。呼气，手臂夹紧两耳慢慢向后、向上伸展，尾骨内收，提升骶骨，体会肋骨、脊柱向上、向后伸展。

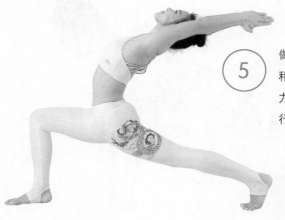

⑤ 做法：吸气，还原。呼气时上脊柱和头部继续慢慢向后伸展，眼睛尽力看向双手的方向，慢慢还原，进行另一侧的练习。

Tips 在练习的过程中，让脊柱保持伸展，并且尽量让胯部持平，不要过分伸展，避免拉伤肌肉。

双蛇式

功效：舒缓背痛及背部僵硬等情况，美化臀部线条。

做法：山式坐姿，屈左膝，将左脚落于左大臂上；屈右膝，将右脚落于右大臂上。

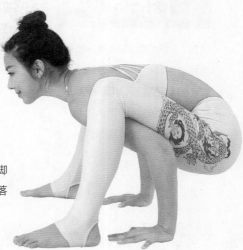

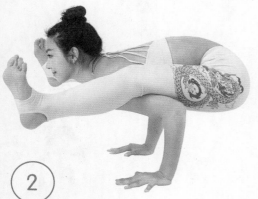

做法：呼气，放松。

做法：吸气，眼睛平视前方，双手压于地面，将臀部抬起，保持3次呼吸。

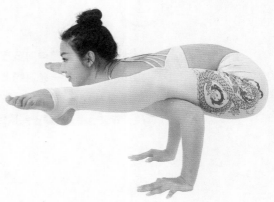

门闩式

功效： 舒缓后背肌肉，缓解
脊柱僵硬等症状；充分活动侧
腰，紧实腰腹部肌肉；按摩腹
腔脏器，促进体内毒素代谢；
刺激肾上腺，预防膀胱炎。

做法： 跪立，双膝并拢，双脚
脚踝并拢，双臂自然垂放于体
侧，腰背挺直，目视前方。

做法： 吸气，右腿伸向右方，让右
脚与左膝处于同一条直线上，右脚
尖指向右方，右膝不要弯曲。呼
气，双臂上举，双掌于头顶合十。

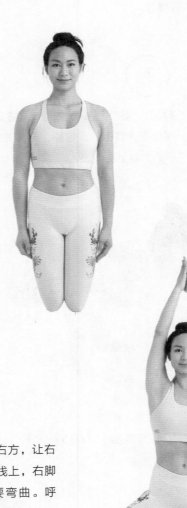

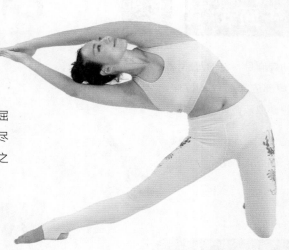

做法：吸气，将躯干和双臂屈向右腿，左上臂贴近左耳，尽量向右侧下压，头部在双臂之间，保持数秒。

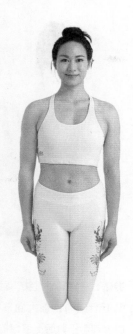

做法：呼气，身体还原，换另一侧练习。

牛面式

功效： 活动肩胛骨，拉伸背部，增强脊椎和肩部的柔韧性；拉伸腹部，加快腹部血液循环，按摩腹部器官。

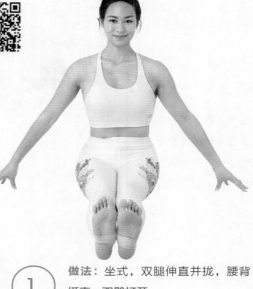

Tips 双腿交叠时，双脚脚背要贴地，且双膝膝盖应保持在同一直线上。

① **做法：** 坐式，双腿伸直并拢，腰背挺直，双臂打开。

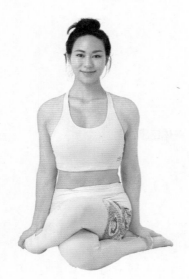

② **做法：** 两腿交叠，膝盖相叠，左腿压在右腿上。双臂自然下垂，左手抓住右脚，右手抓住左脚。

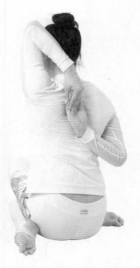

③ **做法：** 左臂高举过头，屈肘，肘尖贴近后脑勺，指尖向下。弯曲右肘，双手于背后上下相扣。正常呼吸，保持5~20秒，身体还原。

手倒立

功效： 锻炼腰背的肌肉群，美化背部线条；增加对上半身躯干及头部的血液供应量，恢复脑细胞及脑部的活力，消除疲劳。

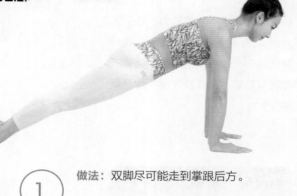

① **做法：** 双脚尽可能走到掌跟后方。

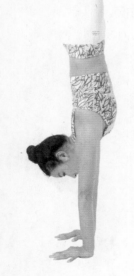

② **做法：** 吸气，脚尖离开地面，臀部向上提，使身体呈一条直线。

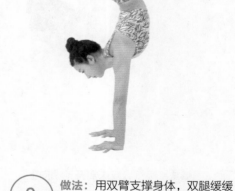

③ **做法：** 用双臂支撑身体，双腿缓缓打开。呼气，放松，身体还原。

鹤禅式

功效：充分锻炼手臂肌肉，加强其力量，强健肘关节和腕关节；收缩腹部肌肉，按摩和挤压腹部器官，加强其功能；锻炼身体平衡性，集中注意力。

> **Tips** 在练习过程中，收缩腹部肌肉，让脊椎拱起来，同时夹紧双腿。为防止身体失去平衡摔倒，练习前可在身体前方放一个软垫。

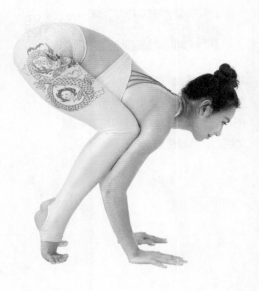

① **做法：**蹲姿，双手分开与肩宽，屈肘，掌心触地，指尖朝前，将双膝抵在腋窝处，踮起脚尖，身体前倾，抬头。

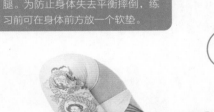

② **做法：**吸气，双脚离开地面向上抬起，身体进一步前倾，臀部上抬，整个身体靠双手保持平衡。

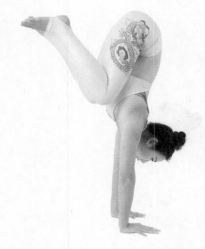

③ **做法：**手臂伸直，保持数秒；呼气，身体还原。

卷腹上提式

功效： 充分伸展背部，放松背部肌肉，美化后腰整体曲线；整个脊椎能得到伸展，有利于调养脊柱神经。

做法： 以斜板姿势开始，脚背向下压地。

做法： 吸气，含胸拱背，臀部向上，双脚尽可能拉到手掌跟后方。

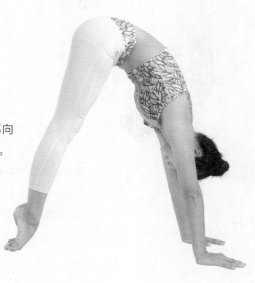

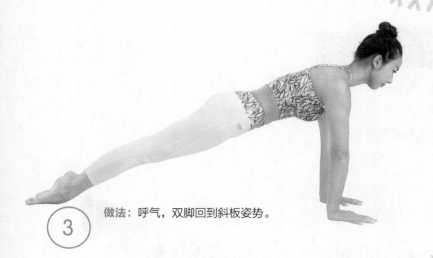

③ 做法：呼气，双脚回到斜板姿势。

④ 做法：吸气，双腿继续向前移动，直至双腿与地面垂直。

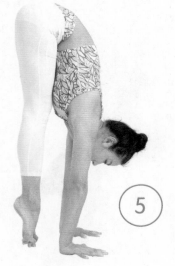

⑤ 做法：双腿向前移动至紧贴胸部。呼气，放松。每次练习3~5次。

小桥式

功效： 改善血液循环，舒缓背痛；
加强颈椎、胸椎、腰椎的功能；收
紧臀部，美化臀部曲线；强健双
膝、大腿及背部的肌肉。

Tips 腿部有伤病的人不适宜做此
体式。

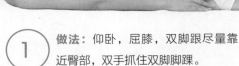

①　**做法：** 仰卧，屈膝，双脚跟尽量靠
近臀部，双手抓住双脚脚踝。

②　**做法：** 深深地吸气，抬起上半
身、臀部、大腿，支撑点在双肩
和双脚上。

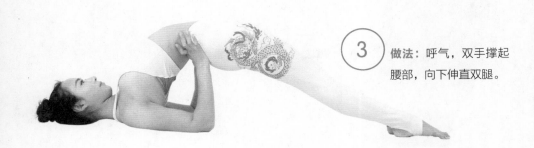

③　**做法：** 呼气，双手撑起
腰部，向下伸直双腿。

直挂云帆式

功效： 调养脊柱神经以及肝脏、脾脏；可使心跳平缓，对抑郁症和过分激动有很好的减缓作用；使髋部和腿部肌腱灵活；强健脊柱和背部肌肉；舒缓脑细胞，令人感觉平静和镇定。

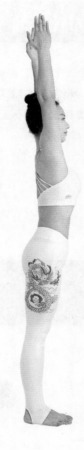

①

做法： 瑜伽基本式站好，吸气，双手举过头。

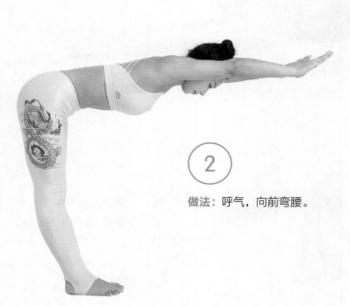

②

做法： 呼气，向前弯腰。

③

做法： 把双手指尖放在垫子上，如果
可以，尽量把手掌都放在垫子上，头
部自然下垂；如果可以，用双手抱住
双脚脚踝，尽量把上半身完全贴到大
腿上，下巴紧挨小腿胫骨。

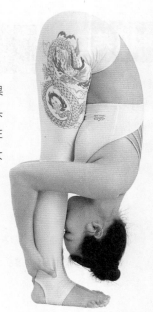

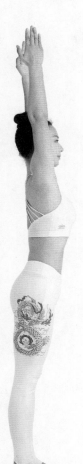

④

做法： 吸气起身，脊椎从下向上一
节一节地还原。

> **Tips** 背部有伤患者不适宜练习此
> 体式。高血压、低血压患者，有眩
> 晕症的人，在练习之前，应先咨询
> 医生。

乾坤扭转式

功效：刺激腹腔，按摩脾脏和肝脏，帮助消化；减轻头痛、背痛和脊椎僵硬；补养双臂、腰部、背部和髋关节并加强其功能；减少双臂、腰部脂肪。

做法：双脚左右尽力分开，吸气，双臂高举过头顶，双手相握。

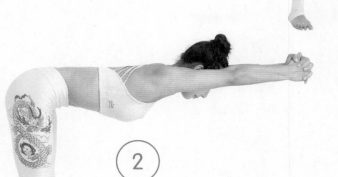

做法：呼气，以髋部为折点向前弯腰，双臂、上身都与地面保持平行，双手尽力向前延伸。

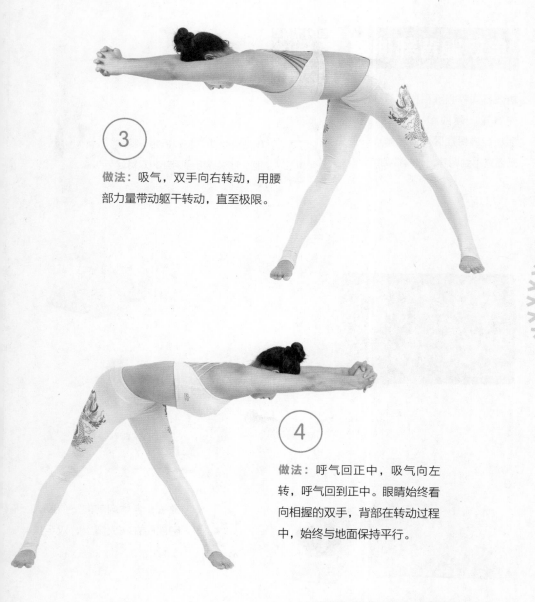

做法： 吸气，双手向右转动，用腰部力量带动躯干转动，直至极限。

做法： 呼气回正中，吸气向左转，呼气回到正中。眼睛始终看向相握的双手，背部在转动过程中，始终与地面保持平行。

Tips 尽量将上半身拉伸到极致，使身体得到充分的舒展。试着延长每次呼气的时间，能达到此动作的最佳功效。

单双腿背部伸展

功效： 调养心脏和背部脊柱神经；使脊骨、髋部和腿后肌腱变得灵活；促进骨盆区域血液循环，使生殖器官得到调养，改善性功能。

① **做法：** 坐式，左腿折回，腿贴地，脚跟靠近会阴部，双臂尽量上举。

Tips 注意力要集中，不要分开双足、弯曲膝盖或者抬起下颌，这样会妨碍气血的流动。另外坐骨神经痛的患者在做此姿势时要慎重和轻柔缓慢，如有任何不适或疼痛，应立即停止。

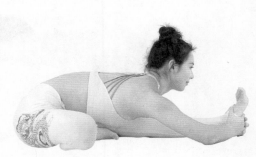

② **做法：** 身体向前向下伸展，胸部贴在左大腿上，双手扶左脚。

③ **做法：** 吸气，两臂伸直向上抬高，同时向前伸直双腿。呼气，身体向前向下伸展，尽量用腹部贴近双腿，双手抓住双脚。

身腿结合

功效： 伸展背部肌肉，美背细腰；拉伸脊柱，调节消化系统；按摩腹部器官，改善消化不良及便秘；刺激脊柱神经，调理内分泌系统。

Tips 这是犁式的变体，两者可以一起练习。患有高血压、坐骨神经痛的人最好不要练习此体式。练习的时候要注意感受来自背部的拉伸和脊柱的挤压感，并小心不要使腰、背部肌肉过于疲劳。

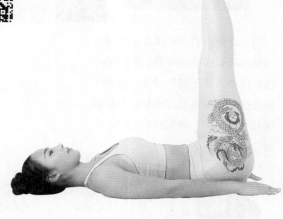

①　做法： 仰卧，双腿并拢，双手掌向下，抬起双腿，使双腿垂直于地面。

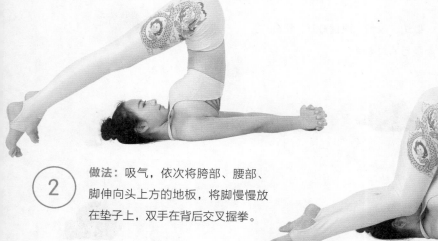

②　做法： 吸气，依次将胯部、腰部、脚伸向头上方的地板，将脚慢慢放在垫子上，双手在背后交叉握拳。

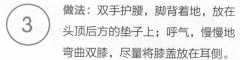

③　做法： 双手护腰，脚背着地，放在头顶后方的垫子上；呼气，慢慢地弯曲双膝，尽量将膝盖放在耳侧。

仰卧扭脊式

功效：使髋关节变得灵活，舒缓坐骨神经痛；拉伸脊椎骨，增强柔韧度；拉伸大腿下侧的韧带，减少大腿及腋下部位脂肪的堆积；强化腹部和腰侧肌肉，伸展腰背肌肉，改善背痛情况。

> **Tips** 患有脊椎弯曲或其他脊椎毛病的人慎练此式；练习过程中保持双肩不要离地，双腿不要弯曲。

1 **做法：**仰卧，双腿伸直并拢。

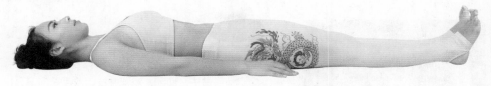

2 **做法：**吸气，双臂打开，抬高右腿与地面垂直。

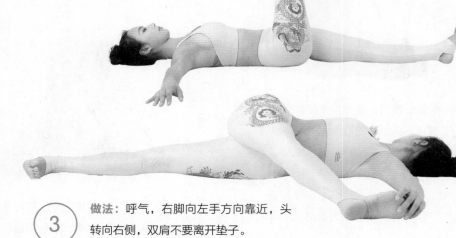

3 **做法：**呼气，右脚向左手方向靠近，头转向右侧，双肩不要离开垫子。

蛇式

功效：锻炼和加强手臂的力量；拉伸背部肌肉和腹部器官；促进头部的血液循环。

① **做法：**山式坐姿，屈右膝，将右腿落于右大臂上。

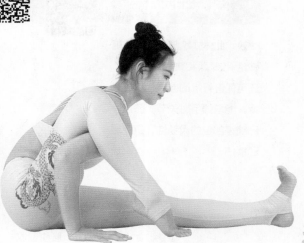

② **做法：**吸气，眼睛平视前方，双手压于地面，将臀部抬起，保持3个呼吸。呼气，还原到山式坐姿。

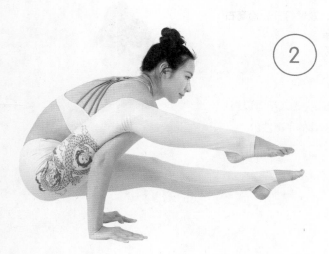

脚尖跪式

功效： 此体式踮脚尖的动作能够活化脚踝和脚趾的力量，还可促进脊椎的伸展，改善驼背；能增强手肘关节、膝盖、脚踝等部位的柔韧性，避免运动损伤。

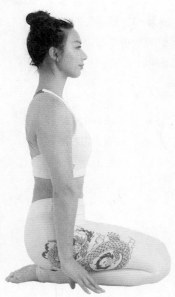

做法： 跪坐在垫子上，腰腹部收紧上提。双膝与大腿保持并拢，注意力集中在腰椎上，吸气。呼气，头顶的部位向上延伸。

做法： 慢慢踮起脚尖，双手可以轻触地面，以保持身体的平衡性。

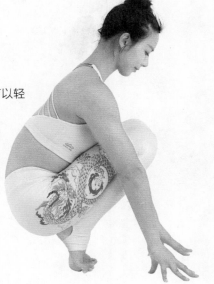

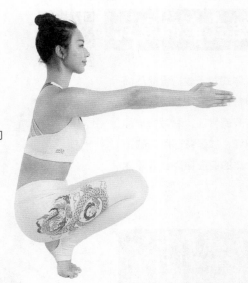

③ **做法：** 吸气，抬起双臂，向前方伸直，保持身体平衡，脚跟不要落下。

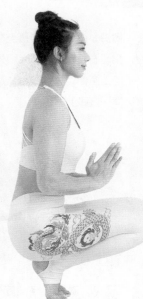

④ **做法：** 缓缓地呼气，双手慢慢举起，手掌在胸前合十。保持3~5次呼吸的时间，每次吸气时都要上提腰椎。

Tips 在练习过程中上抬身体时，下半身一定要保持好平衡，尽量让腰背保持挺直，在感觉舒适的前提下保持住该姿势，配合呼吸。练习熟练后，可将脚尖垫得更高，脊椎往上尽量延伸。

半英雄式全伸展式

功效： 这个体式对于放松骨盆后面的紧张肌肉有特别的功效，练习这个姿势可打开骶骨区，刺激脊椎神经和坐骨神经；加强背部肌肉的韧性；加速身体的血液循环，清除体内垃圾。

> **Tips** 上身前倾时，打开胸部，伸长背部，感觉背部逐渐得到拉伸和放松；伸直的腿膝盖窝尽量贴近地面，脚尖绷起，拉伸腿部后侧；弯曲的腿前侧有微微的拉伸感，贴近腹部时能感受到腹部的起伏和对腹腔器官的按摩刺激。

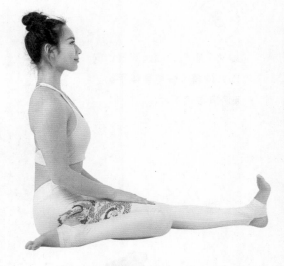

① 做法： 双腿并拢伸直坐在垫子上，弯曲右腿，右小腿放在右大腿外侧。吸气，脊椎向上延伸，身体放松，颈椎和腰椎保持在同一直线上。

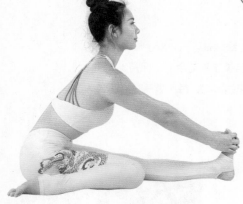

② 做法： 呼气，上身前倾，双手去抓左脚趾，左脚绷起，左膝盖向下压不要弯曲。臀部不要离开地面，腰背伸直。

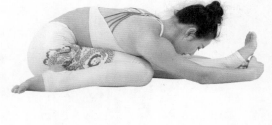

③ 做法： 继续呼气，脊柱往下延伸，腹部、胸部和下巴分别贴近大腿、膝盖和小腿胫骨处。

加强前屈式

功效：伸展脊椎，使背部肌肉得到放松；按摩腹部器官，改善消化不良及便秘等症状。

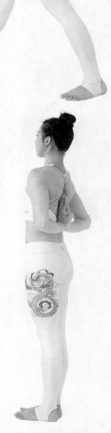

 做法：山式站姿，左脚向后撤出一大步，头向后仰。

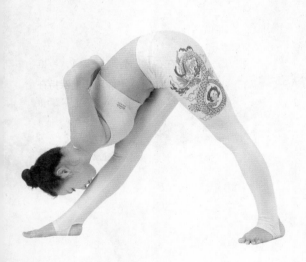

② **做法**：吸气，身体向上伸展；呼气，身体从腹股沟开始向前向下折叠。

③ **做法**：吸气，身体回正；呼气，还原放松。

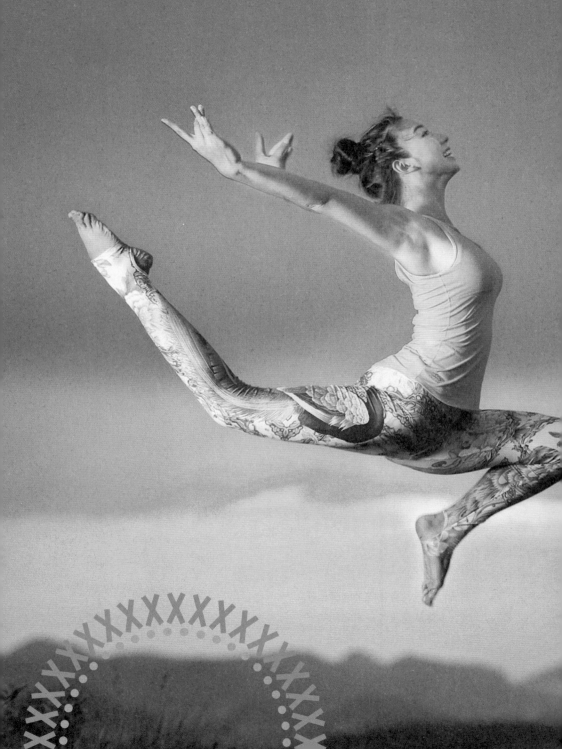

高级体式，
激活身心正能量

高级体式的练习是针对那些瑜伽基础比较好的人群，它对身体的柔韧性、平衡度要求都非常高。它遵循的原则是保证身体获得健康。 练习这些体式时，瑜伽练习者的身体模仿着万物创始之初的各种生命形态，在这个过程中，你的身体会得到更大的解放，心灵境界也会得到更高的升华。

鸽王式

功效： 伸展脊椎、颈部和肩部肌肉；增强腰椎和胸椎的活力；活动大腿、脚踝和脊椎各关节，使其更加强健。

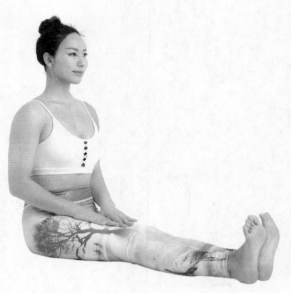

做法： 长坐，双腿向前伸直，双手放在大腿上；腰背挺直，目视前方。

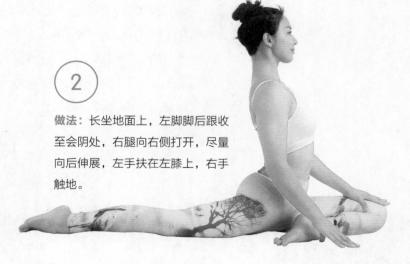

② **做法：** 长坐地面上，左脚脚后跟收至会阴处，右腿向右侧打开，尽量向后伸展，左手扶在左膝上，右手触地。

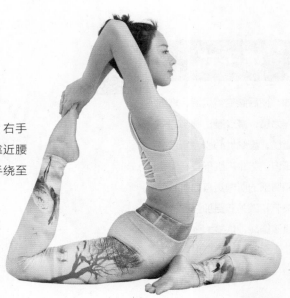

③ **做法：** 吸气，弯曲右小腿，右手抓住右脚，使右脚脚后跟靠近腰间；呼气，身体后弯，左手绕至脑后抓住右脚脚趾。

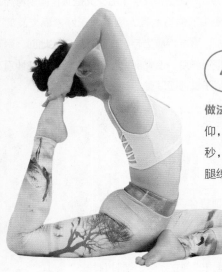

④ **做法：** 背部继续向后弯，头向后仰，直至头顶触及脚掌。保持数秒，身体还原至长坐，换另一条腿练习。

Tips 这个体式对身体的柔韧性要求比较高，若实在无法完成，可跳过不做，以免受伤。练习时，由于胸部完全扩展和腹部的收缩，呼吸会变得急促，试着正常呼吸，以帮助练习。

蝎子式

功效：使后腰变得灵活，增强腰部力量，减少腰、腹部的多余脂肪；缓解地心引力所造成的压迫，防止内脏下垂；使手臂和肩部的肌肉更有力量，使肘关节和腕关节更加强健；促进血液循环，恢复大脑功能，有助于缓解记忆力衰退。

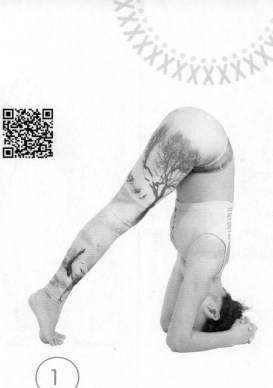

①

做法：跪坐，双手十指交叉抱头，向前弯腰，使头顶挨着地板，后脑勺正好紧靠交叉的手指，臀部相应抬起，脚趾轻轻撑住地面，两腿慢慢伸直，使臀部抬起至最高点，脊柱伸直近似于与地面垂直。

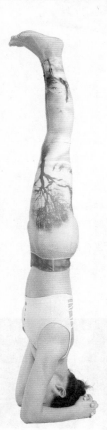

②

做法：当感到身体平衡时，弯曲双膝，双脚抬起，使弯曲的双膝尽量靠近胸部，再缓慢地将两腿伸直，直到全身呈完全垂直的倒立姿势，做肘倒立式。

③

做法： 双手分开，前臂放在地板上，重心移向手肘，在肘倒立的基础上屈双膝，双脚自然向后垂下。

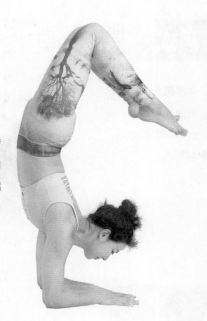

④

做法： 头部抬起。背部弯曲，膝盖弯曲，使双脚掌贴近头顶。

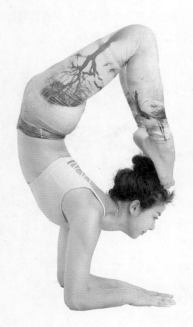

Tips　整个练习中，双手撑地，手臂用力，背部、臀部肌肉收紧。完成肘倒立后，挺直的双大臂需与地面保持垂直。此外，此体式难度较大，要避免受伤。

侧乌鸦式

功效：收紧背部，伸展颈部，加强背部和颈部的力量；侧面伸展双腿，使脊柱变得更有弹性；按摩腹部器官，促进肠道蠕动和身体排毒。

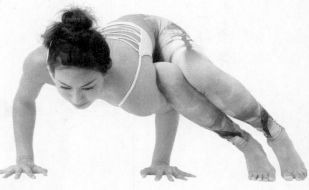

> *Tips* 要想在双腿完全伸展的情况下保持平衡，双臂会感到很大压力。应把右腿尽量放在左上臂后部，尽可能地靠近腋窝处，配合几次深呼吸，并保持平衡，坚持3~5秒。

① **做法：**蹲姿，双手放在身体右侧的垫子上，掌心贴地，十指分开；左臂紧贴右大腿外侧，抬头，目视前方。

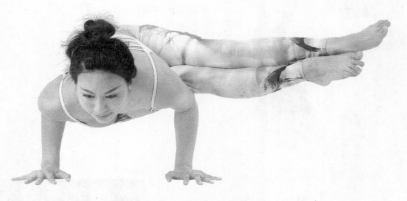

② **做法：**双臂弯曲支撑身体，将左膝外侧放在左肘处。吸气，双脚慢慢离地，伸直双腿，使其尽量平行于地面。坚持3~5秒，呼气还原。

反转蝗虫式

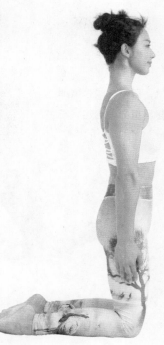

功效： 增强腰部力量，减少腰腹部赘肉；促进全身血液循环，促进体内淋巴活动，帮助排毒；伸展双腿，收紧臀部，塑造紧实优美的臀腿线条。

做法： 跪姿，双腿并拢，双臂自然垂放于体侧。

做法： 双腿分开约一肩宽，双手十指交叉握拳，上体前倾至肩颈着地。下巴点地，双臂放双腿中间。

做法：吸气，身体前倾，臀部
抬高，右腿尽量向上抬起，左
脚脚尖点地。

做法：左腿向空中踢起，带领双腿向
头顶方向伸展。脊背尽量弯曲，脚尖
向头部方向伸展，手臂向后伸直，支
撑身体。保持数秒，身体还原。

Tips 整个过程中，要充分延
伸颈部的肌肉，同时肩膀不能离
地，要始终紧贴在地面上。若腰
背部有伤患，需要在专业医师指
导下练习。

孔雀式

功效： 强壮颈部、手臂及腹部肌肉；手肘的按压使整个消化器官得到按摩；增进心理平衡、专注力和判断力。

Tips 要注意保持身体的平衡，以免伤及颈部，练习此姿势最好在瑜伽教练的指导下进行。

① **做法：** 跪地，双肘相对，双膝分开，双手略分开。指尖向后，放在两膝之间的垫子上，双肘合在一起抵住腹部。

② **做法：** 伸直双腿，重心向前移。

③ **做法：** 双腿离地，尽量向后伸直。

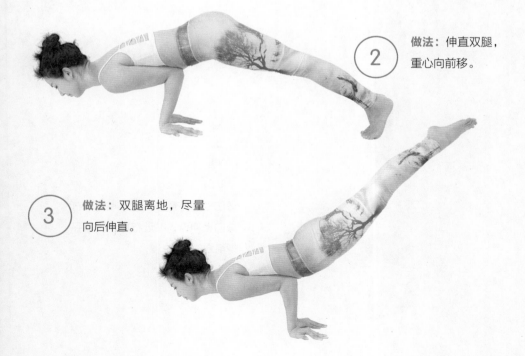

加强侧伸展式

功效： 使腰腹部肌肉变得紧致，消除多余脂肪；很好地按摩腹部器官，增强腹部器官的功能；身体下压的过程中促进新鲜的血液流向脊柱，使脊柱更加灵活。

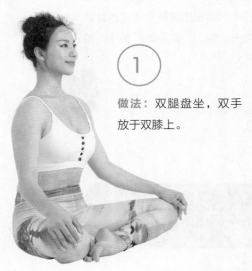

① **做法：** 双腿盘坐，双手放于双膝上。

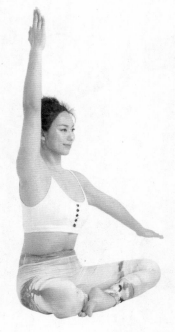

② **做法：** 保持脊柱挺直，吸气，右臂向上伸直，贴近右耳，眼睛平视前方。

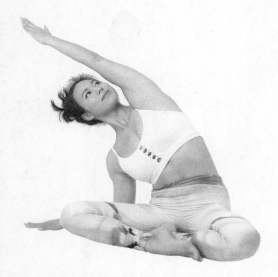

③ **做法：** 呼气，身体向右侧弯曲，保持左臂贴于左耳，将上身朝右侧压。

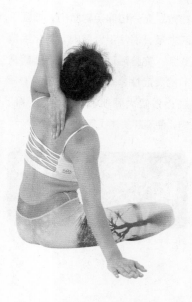

④ **做法：** 左手臂弯曲，手掌触摸后背部，保持此姿势15秒钟。

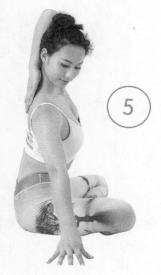

⑤ **做法：** 右手向右侧打开，左手掌贴近背部，保持此姿势15秒钟，然后回到初始动作，再做另一侧的动作。

Tips 练习时请将注意力集中于肩部和背部。

半月扭转式

功效： 充分拉伸手臂肌肉，增强手腕力量，消除手臂赘肉，美化手臂线条；充分活动髋关节，增强髋关节的灵活性，有利于矫正歪斜的骨盆；强健大腿肌肉，拉伸腿部肌肉，使腿部整体线条变得紧致。

Tips 在练习的过程中，保持深沉的呼吸，支撑身体的腿不要弯曲。如果感觉身体平衡有困难，可借助瑜伽砖。

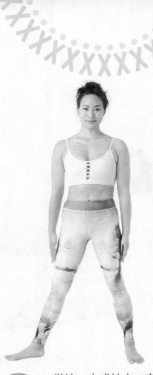

① **做法：** 山式站立，右脚脚尖朝向外侧。

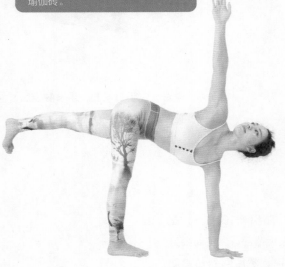

② **做法：** 呼气，身体前屈，将左手置于双脚前方约30厘米处支撑，左腿抬起向上，大腿肌肉收紧，保持骨盆端正，腹部与地面平行。吸气，舒展右臂；呼气，身体向右上方翻转，使双臂呈一条直线垂直地面。

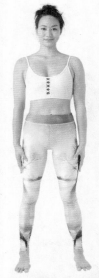

③ **做法：** 呼气，放松还原，换另一侧继续练习。

闭合v式

功效： 充分伸展背部肌肉；促进骨盆区域血液循环，使生殖器官得到调养；拉伸腿部肌腱，紧实双腿肌肉，美化腿部线条。

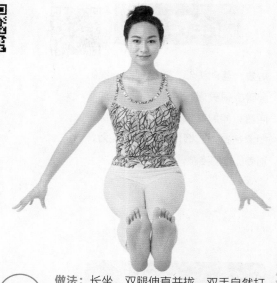

Tips 在抬腿的过程中，保持均匀的呼吸，减少胸腹部的起伏，注意力要集中，这样更容易保持身体的平衡。

① **做法：** 长坐，双腿伸直并拢，双手自然打开，指尖触地。

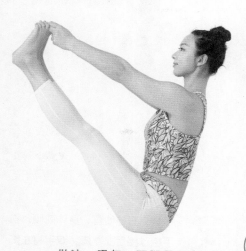

② **做法：** 吸气，双腿尽量向上伸展，双手前伸，抓住双脚大脚趾，保持数秒。

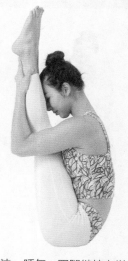

③ **做法：** 呼气，双腿继续上举，双臂屈肘，双手握住双脚脚后跟跟腱部位，上身朝双腿靠拢，直至胸腹紧贴大腿，保持数秒后缓缓将腿放下，放松身体。

全舞王

功效： 活动头部，放松颈部，使肩胛骨变得灵活；扩展胸部，增加肺活量；伸展脊椎，使脊椎和腰部更加柔韧有力；锻炼身体平衡能力，培养优雅的姿态。

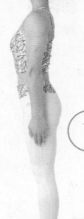

① **做法：** 站立，腰背挺直，双腿伸直并拢，双臂自然垂放于体侧。

Tips 这个动作十分考验练习者的平衡能力和柔韧性，练习时尽力而为就好，以免造成肌肉拉伤。

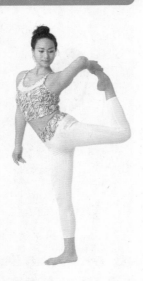

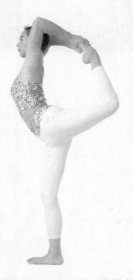

② **做法：** 左腿向后弯曲、抬高，左手抓住左脚尖。

③ **做法：** 右腿伸直，身体前倾，右手绕过脑后抓左脚，双手将左脚拉向头顶上方，颈部放松，目视前方。保持两次自然呼吸，放松，身体还原。

头倒立式

功效：加强颈部、肩膀、背部和手臂肌肉的力量；增强双肺的功能，增加肺活量；缓解地心引力所造成的压迫，使内脏器官得到休息。

做法：跪坐，双腿并拢，臀部坐在双脚脚后跟上，双臂自然垂放于体侧；吸气。

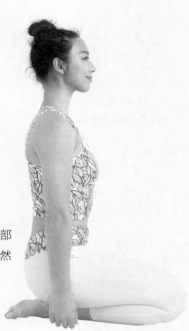

做法：呼气，上半身前屈，头顶点地，双手于身体两侧撑地；吸气，臀部抬高至大腿与地面垂直。

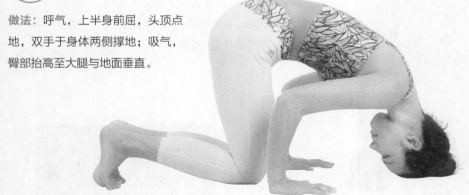

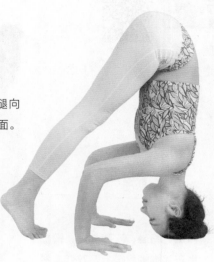

③

做法： 呼气，伸直双腿向前，让上半身垂直于地面。

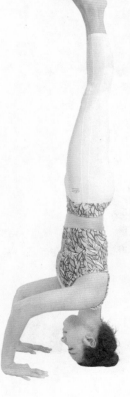

④

做法： 头顶着地，双脚离地，慢慢地向上伸直双腿，膝盖绷直，保持身体平衡。自然呼吸，保持数秒，然后双腿慢慢放下，身体还原至初始姿势。

Tips 这个姿势需要在教练的指导下进行，头部切勿随意转动，否则容易扭伤颈椎。初学者可以选择在墙角练习，墙角的两面墙可以帮助你保持体式的均衡对称。

射手式

功效： 拉伸腿部后侧韧带，减少腰部多余脂肪，美化身体线条；伸展腿部筋腱，促进骨盆区域的血液循环，使其保持健康；增强腰椎的柔软度，强化颈肌。

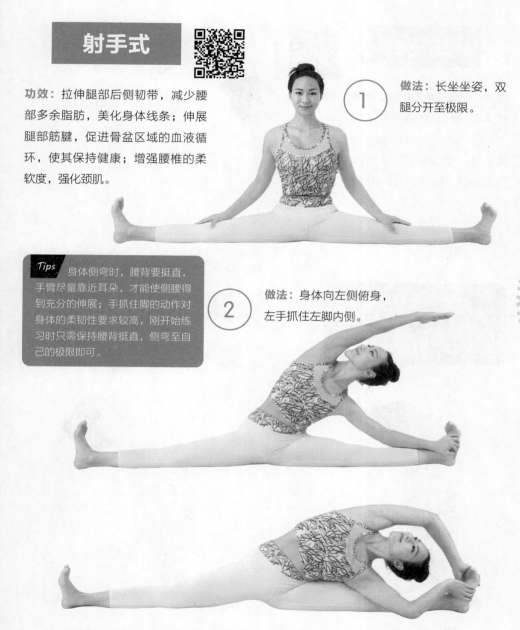

① 做法： 长坐坐姿，双腿分开至极限。

Tips 身体侧弯时，腰背要挺直，手臂尽量靠近耳朵，才能使侧腰得到充分的伸展；手抓住脚的动作对身体的柔韧性要求较高，刚开始练习时只需保持腰背挺直，侧弯至自己的极限即可。

② 做法： 身体向左侧俯身，左手抓住左脚内侧。

③ 做法： 右手抓住左脚内侧，身体向侧方向转体，使头在两臂中间，眼睛向上看，肩部尽量向后打开。

蛇王式

功效： 增强脊椎柔软度，腰椎和胸椎得到锻炼；伸展颈部和肩部肌肉，强化背部肌肉群；胸部得到完全扩张，增加肺活量；增加耻骨区域的血液循环，保持身体健康。

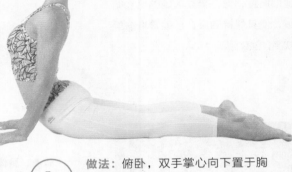

Tips 该体式较难，初学者尽力而为即可，避免拉伤身体。感觉到身体由下巴开始经由颈部、胸部直到腹部有紧实感即达到功效。

① **做法：** 俯卧，双手掌心向下置于胸部两侧。

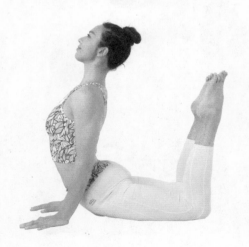

② **做法：** 双手撑起身体，弯曲双膝。

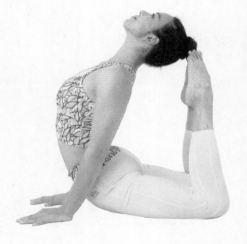

③ **做法：** 头、胸后仰，把两腿伸向头部的方向，脚尖接触头顶，腹部可以稍微离地。

三角转动式

功效： 改善消化系统、循环系统的功能；锻炼并伸展小腿、大腿和腹部肌肉，提高身体的平衡能力和控制能力；拉伸脊柱、手臂和肩部，使肩部和髋部的关节变得灵活。

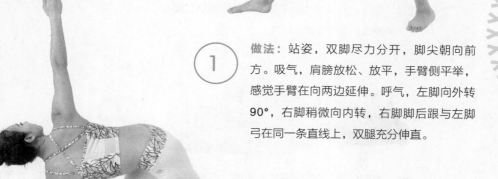

① **做法：** 站姿，双脚尽力分开，脚尖朝向前方。吸气，肩膀放松、放平，手臂侧平举，感觉手臂在向两边延伸。呼气，左脚向外转90°，右脚稍微向内转，右脚脚后跟与左脚弓在同一条直线上，双腿充分伸直。

② **做法：** 吸气，伸展上半身；呼气，身体前屈，从小腹处向右扭转身体，然后依次扭转胸部、肩部、头部，左手撑地，右臂上举。保持5~8次深呼吸之后，身体还原，换另一侧重复练习。

Tips 这个体式是三角伸展式的反式拉伸，在练习过程中可掌握身体转动的技巧。要实现身体从脊椎到头部的有效扭转，需要以双腿和髋部的稳定为基础。上抬的手臂带动上半身往上延伸，注意力要集中在侧腰处，不能把身体的重量都放在落地的手臂上。此外，颈部不要下垂，收紧，眼睛看向前方。

美臀式

功效：强化大腿和臀部肌肉，美化臀部线条；刺激膝关节，预防关节老化和小腿抽筋；挤压颈部，强化甲状腺与扁桃体功能。

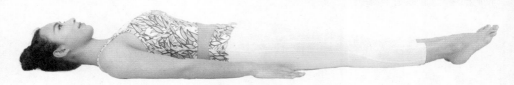

① **做法**：仰卧，双手掌心朝下，置于身体两侧，脚尖向前伸直。放松身体，呼气。

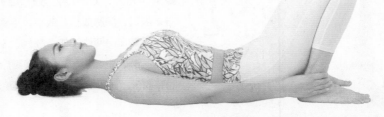

② **做法**：弯曲双膝，双脚分开约一肩宽，脚跟紧贴大腿根部，右手抓住右脚踝，左手抓住左脚踝，上身保持平躺不动，肩部放平，背部和腰部贴地。

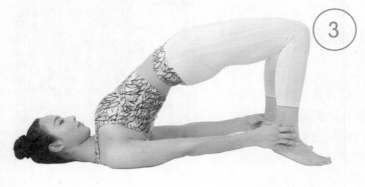

③ **做法**：吸气，臀部和大腿收紧，腰腹向上抬，双手抓住双脚脚踝，眼睛看向腹部，脚跟抬起，保持此姿势3~5次呼吸的时间。身体往回收，吐气，缓慢放下腰背。

髋屈肌伸展式

功效： 这个体式可以有效地伸展整个大腿前侧的肌群，避免过度伸展腿后侧肌群所造成的肌肉单向性紧张，可以增强身体的平衡性，集中注意力。

做法： 双膝跪立于垫子上，左脚向前跨出一步，左小腿垂直于地面；吸气，双手扶住左膝，右腿向后伸展，身体保持挺直，髋部打开。

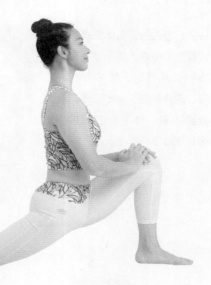

做法： 呼气，指尖撑住左腿两侧地面，髋部稍向前推送，身体向前倾，右脚向上勾起，保持该姿势二三次呼吸的时间。

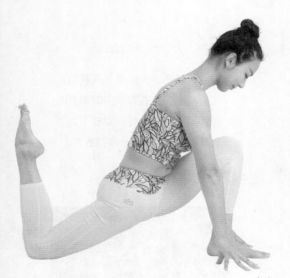

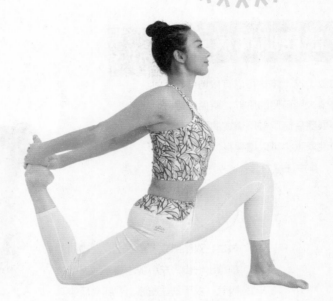

③

做法： 吸气时，身体挺直，双臂向后伸直，双手握住右脚尖；呼气时，脚尖向后压，双臂伸直，肩部打开，臀部收紧，体会胸腔的扩张，保持自然的呼吸。

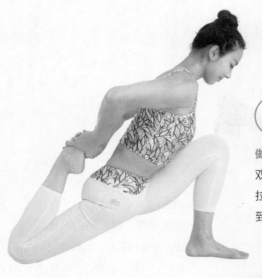

④

做法： 呼气，身体再次向前倾，双肘弯曲，将右脚跟向臀部方向拉，吸气时轻轻将右脚放下，回到基础跪姿，换另一条腿练习。

> **Tips** 练习此式对保持身体的平衡要求很高，在身体保持平衡后再尽力将胯部往前推，后腿的脚跟贴近臀部方能达到更好的练习效果。

犬王式

功效： 强化腿部，加强腿部伸展；
缓解肩胛部僵硬感，缓解肩关节
炎；消除疲劳等。

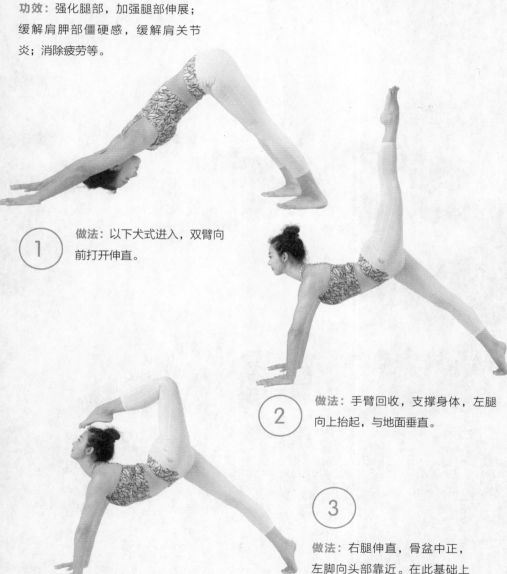

① **做法：** 以下犬式进入，双臂向
前打开伸直。

② **做法：** 手臂回收，支撑身体，左腿
向上抬起，与地面垂直。

③ **做法：** 右腿伸直，骨盆中正，
左脚向头部靠近。在此基础上
双手伸直向前。

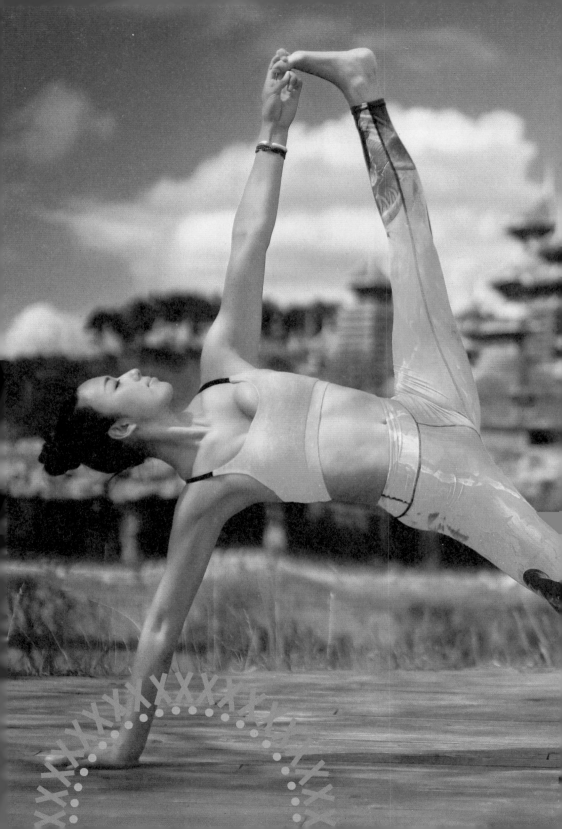

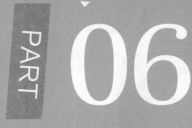

PART `06`

渐入佳境，
领悟瑜伽的精髓

在这个快节奏的现代社会里，我们的身体和心灵已不堪重负，长时间让它们处于紧张状态下会造成失衡。而瑜伽的练习可以让我们从日常生活的繁杂事务中解放出来。体验完瑜伽高级体式，在瑜伽放松和冥想中，相信你对瑜伽会有更多的领悟。

点燃潜在的能量光芒——

瑜伽收束法和契合法

瑜伽收束法和契合法的练习，主要是通过发现内在的能量气体和调整内脏和神经的活动，以获得对这些能量有意识的控制。在哈他瑜伽观念中，收束法和契合法能有效清除各气轮内的堵塞物，从而使生命能量在中经里面畅通无阻。通过收束法和契合法的练习，可以收缩身体不同的部位，从而按摩体内器官，刺激和支配这些器官的神经，使人们更加有效地利用自己身上的资源。

收颔收束法

瑜伽修行者首先要掌握的收束法是收颔收束法。收颔收束法控制住了通往心脏、颈部腺体以及头部血液和气息的流动。收颔收束法在呼吸控制的三个过程中都至关重要。

益处：

· 使心跳减缓。

· 对甲状腺和甲状旁腺有按摩作用，改进其功能。

· 有助于消除愤怒和缓解紧张、忧伤的情绪。

坐式收颔法

做法：

① 选择一种舒适的瑜伽坐姿坐好（最好的姿势是莲花坐和至善坐），身体略向前倾以使两膝尽量着地，双手放在两膝上，放松，深深地吸气，做内悬息。

② 低头，下巴抵着胸骨，双肩微耸，双手向下用力压膝盖。尽量保持悬息的时长，达到极限后放松双臂和双肩，慢慢抬起头部，呼气还原，练习3~12次。

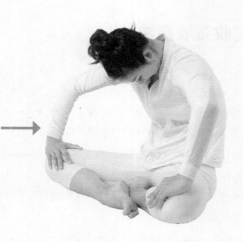

站式收颔法

做法：

① 站立，两脚分开与肩同宽，微屈双膝。

② 上身向前倾，双手放于双膝上，手臂伸直，吸气。

③ 双肩微微耸起，用下巴抵住锁骨，尽量保持悬息的时长，直至达到身体极限后抬头。头部伸直，呼气放松，保持正常的呼吸，片刻后，重复练习数次。

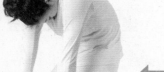

收腹收束法

收腹收束法对腹部不同区域进行挤压和按摩，从而达到刺激、调整和支配腹部器官，让体内的气息产生更多能量的作用。和调息、收颌收束法一起练习可以更好地激活腺体，促进腹腔器官达到完美状态。

站式收腹收束法

做法：

❶ 站立，双腿分开与肩同宽，微屈双膝；上身从腰部向前弯曲，双掌贴放在大腿上。先深深吸气，然后慢慢彻底呼出。悬息，腹部尽量向脊柱紧缩，肋骨和骨盆间形成凹窝。

❷ 收腹1~2秒后，将腹部肌肉坚定有力地向下、向外推出，再迅速将腹部恢复原状。继续闭起悬息，共做5次。

❸ 直立身体，控制住大口快速吸气的冲动，有控制地深长而缓慢地吸气。休息30秒，再重复3~5次。

益处：

• 这项功法能使腹腔内所有器官都受到按摩和刺激。

• 按摩肾脏、脾脏、胰脏和肝脏。坚持练习，这些脏器的疾病可以得到缓解，肾上腺也能得到调整。

• 能预防便秘，对不规则的肠道运动很有效，能加强消化功能，增进食欲。

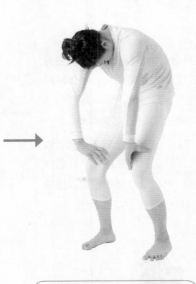

坐式收腹收束法

做法：

❶ 选择一种坐姿做好，双手放于双膝上，放松身体，吸气。

❷ 呼气，将肺部空气排空；悬息，将腹部肌肉向内、向上收缩，尽量长久地保持此姿势。

❸ 慢慢放松腹部肌肉，然后吸气。放松休息片刻再重复练习3~5次。

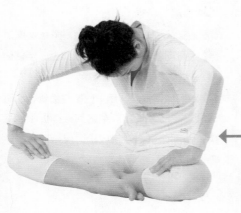

会阴收束法

会阴收束法包含有身与心两方面的因素，但其重点在于对生殖器与肛门之间的区域施加压力并加以收缩。会阴穴是身体各经脉相交会的地方，针对它进行收束法的练习，对于清理经脉和改善体质可以达到事半功倍的效果。

益处：

- 帮助调整或控制性欲。
- 防止和治疗便秘，预防或治疗痔疮。

强式会阴收束法

做法：

至善坐坐好，让脚跟紧紧贴住会阴；闭上双眼，放松身体，保持脊背挺直；悬息，用力收缩会阴。同时，意念集中脊柱根部，尽量保持会阴收缩的时间。悬息至极限处，会阴放松，恢复自然呼吸。

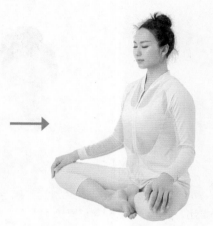

微妙式会阴收束法

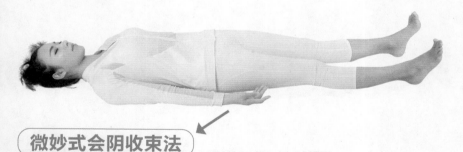

做法：

仰卧，闭上双眼，身体放松，双腿微微分开，双臂自然摊在身体两侧。悬息，收缩会阴处，感受会阴处肌肉微妙的收缩。悬息至极限处，会阴放松，恢复自然呼吸。休息片刻后，重复练习数次。

手指契合法

益处:

• 手指契合法比较简单，但是能起到很好的控制精神的作用，使瑜伽冥想练习更完善，质量更高。

练习方法:

❶ 选择一种冥想姿势坐好，调整呼吸。

❷ 将两手食指弯曲，用食指指尖与相应的拇指指尖轻轻相触。

❸ 其他三指伸展，放松，并稍稍分开。

❹ 双手自然搭放在双膝上，掌心向上或向下，除食指外的其余手指均指向地板。

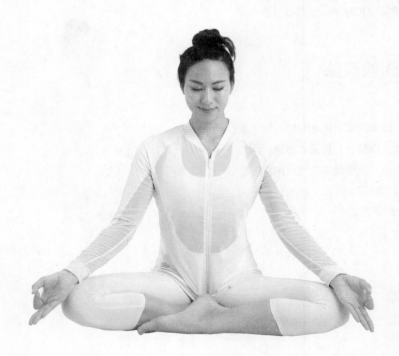

Tips 在手指契合法中，手指具有象征性的意义。食指和拇指的位置象征瑜伽的终极目的——个体心灵和大自然间的结合。掌握好手指安放的方法很重要，只有这样，在真正做契合法时才能够不引起烦恼或者分散注意力。

乌鸦契合法

益处：

· 刺激消化液的分泌，有助于防止和消除
一些疾病，使身体清凉。

练习方法：

① 选择一种舒适的坐姿坐好。

② 将嘴唇缩成一个圆形的管状，用这个小管子
缓慢而深长地吸气，空气的进入使其有清凉的
感觉。

③ 把嘴巴闭上，通过鼻子慢慢呼气，重复这个
练习。

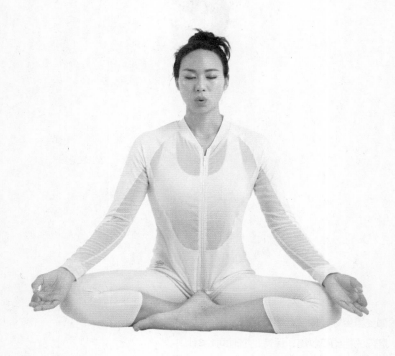

Tips 呼吸的时候尽量缓慢，防止
清凉气体对肺部的过分刺激。

提肛契合法

益处：

•肛门区域的生命之气在正常状况下是向下运行的，瑜伽练习者将它转为向上运行。肛门收缩可以帮助瑜伽练习者实现这个目的。提肛结合某个肩倒立或头倒立的瑜伽动作来练习，对治疗痔疮很有效。

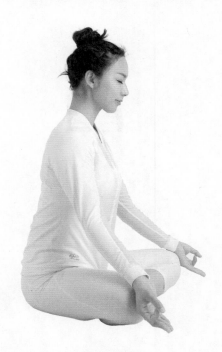

练习方法：

① 选择一种瑜伽姿势坐好，放松，闭上双眼。

② 自然呼吸，肛门的括约肌收缩，保持收缩时间1~3秒。

③ 放松肛门周围的肌肉，停留1~3秒，再次收缩肛门。反复练习这个动作。

④ 吸气时，收缩肛门；悬息1~5秒，在悬息期间保持收缩肛门。

⑤ 呼气，放松收缩的肛门。

母胎契合法

益处：

•可以帮助修习者使心灵宁静，消除紧张。

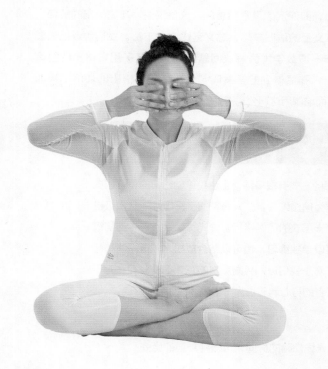

练习方法：

① 以舒适的瑜伽坐姿坐好，深深吸气；悬息。

② 用大拇指关闭两耳。

③ 用食指盖住双眼，中指盖住两个鼻孔，无名指压住上唇上方的位置，小指压住下唇下方的位置，使嘴巴闭上。

④ 做这个姿势时，尽可能长时间地悬息。

⑤ 放开手指在鼻孔上的压力，缓慢呼气。

⑥ 深长地吸气，再悬息，中指还原回鼻孔上可重复多次练习。

瑜伽的最高境界——
回归与冥想

　　冥想，即深沉的思索和想象。这是汉语词典里给出的解释。而实际意义上的瑜伽冥想，意义远比这些丰富。我们可以把瑜伽冥想看作一道数学里面解决问题的公式，老子用它得出的答案叫"道"，孔孟得到的答案叫"儒"，佛陀悟出的最终结果叫"空"，而瑜伽用这道公式得到的答案叫"梵"。

烛光冥想

　　冥想的方式有很多种，它也是瑜伽练习的重要组成部分，作为瑜伽练习者，只有掌握了冥想才能从初级进入到更深一层次的瑜伽修行。烛光冥想是冥想中的初级练习，可以单独练习，也可以结合放松术和洁净法一起练习，它对于我们进入更高层次的冥想很有必要，对于普通练习者的身心调节也大有功效。

练习方法：

①选择光线幽暗的房间，选一种舒适的坐姿坐好。

②取一支点燃的蜡烛，将其放在距离约手臂远的地方。闭上眼睛，清除脑海中的杂念。

③感觉完全沉静时，微微张开眼睛，意识专注于烛光最明亮的部分。

④当感觉有眼泪掉下时，闭上眼睛休息，几秒钟后再睁开眼睛，尽可能增加凝视的时间。

⑤反复练习3次，10~15分钟，然后闭上眼睛进入其他冥想，或进入放松状态。

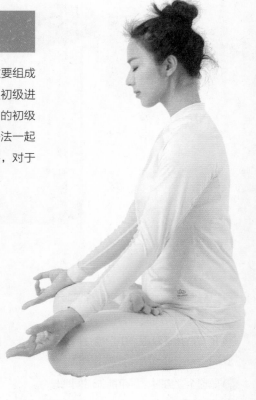

噢姆唱颂冥想

　　噢姆（OM）是瑜伽里面最神圣的词。它是由a、u、m三个基本音组成的，瑜伽认为"梵"是通过摩耶（幻化）创造世界的，而世界是由名色组成的，语言和形式组成了自然中的万物，而OM先于所有生命和物质而成，它是梵和阿特曼从无形到有形的最初体现。这个符号在瑜伽里被赋予了多种含义，比如代表了创造、保护、毁灭的全部奥秘；代表了世界生、住、灭的全部过程。

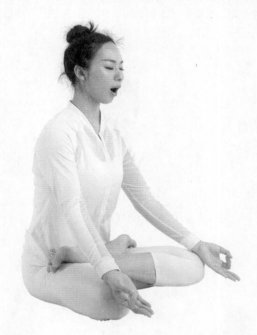

练习方法:

1 选择莲花坐或者散盘坐坐好，采用腹式呼吸。吸气小腹微微胀起，呼气小腹回收。重复练习5次以上。收回全部注意力，专注呼吸，双眼微闭。

2 用低沉的语音唱颂噢姆，注意吸气之后念"噢"，"噢"结束念"姆"时，腹部发音上移，而"姆"字发的是鼻音，尽量延长呼吸和发音时间。

3 反复进行练习，在吸气过程中默念噢姆，呼气时继续用深沉的语音唱颂噢姆。如此练习至少10次以上。在吸气时感觉正在吸入空气、风和自然的能量，在呼气和唱颂噢姆时感觉正在呼出空气、风及能量。

4 注意保持练习环境的安静，尽量选择舒缓的冥想音乐。练习时间尽量不要超出半小时。

语音冥想

　　语音冥想又叫曼特拉冥想，意即引导心灵。我们可以把语音冥想称为引导心灵的冥想。

　　我们的心灵是需要引导的，因为它常常执着于感官、物质或者感情。我们的心灵永远像个躁动不安的孩子，它不知道满足，不懂得坚强，永远不知道自己想要什么和不想要什么。

　　相对于唱颂冥想而言，语音冥想更需引导和坚持练习。一些瑜伽放松术中也会包含一些简单的语音冥想，为了便于学习，常常会以静坐或者对景物描述来进行平静心灵的引导。

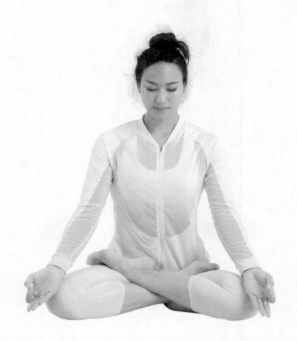

练习方法：

❶ 以莲花坐或散盘坐坐好，腰背挺直，下颌微微向内收；两手垂放双膝或结智慧手印，收拢意识，集中注意力，采用瑜伽腹式呼吸法或完全呼吸法。

❷ 双眼微闭，随着瑜伽冥想音乐吟诵冥想引导词。

❸ 室内的光线不能太亮也不能太暗。音乐要配合引导词内容，要保持冥想环境的绝对安静，掌握冥想时间、引导词和音乐节奏。